Sylvia Bieber

Energetische Berührungen
für emotionale Balance

Die praktische Anwendung der 21 Energetischen Informationspunkte

Schirner Verlag

Die Ratschläge in diesem Buch sind sorgfältig erwogen und geprüft. Sie bieten jedoch keinen Ersatz für kompetenten medizinischen Rat. Alle Angaben in diesem Buch erfolgen daher ohne Gewährleistung oder Garantie seitens der Autorin oder des Verlages. Eine Haftung der Autorin bzw. des Verlages und seiner Beauftragten für Personen-, Sach- und Vermögensschäden ist ausgeschlossen.

Wir verzichten auf das Einschweißen unserer Bücher – **UNSERER UMWELT ZULIEBE!**

ISBN Printausgabe: 978-3-8434-1473-9
ISBN E-Book: 978-3-8434-6452-9

Sylvia Bieber:
Energetische Berührungen
für emotionale Balance
Die praktische Anwendung der
21 Energetischen Informationspunkte

Umschlag: Simone Fleck, Schirner, unter Verwendung von #1510165160 (© Microgen), www.shutterstock.com, und einem Foto von André Schösser
Layout: Simone Fleck, Schirner
Lektorat: Elke Truckses, Schirner
Printed by: Ren Medien GmbH, Germany

www.schirner.com

1. Auflage März 2021

Inhalt

Dieses Buch widme ich meiner geistigen Führung,
die mich unermüdlich unterstützt hat,
in den dunkelsten Phasen meines Lebens nicht aufzugeben.
Die mich immer wieder motivierte,
Schritt für Schritt weiterzugehen –
eine Suchende zu bleiben,
egal, wie schmerzhaft der Weg auch war.
Die mir immer einen Lichtschein schickte,
wenn ich aufgeben wollte.
Die mich auffing und wie eine Mutter wiegte,
wenn ich verzweifelte.
Und die mir vor allem half,
den Glauben an die Liebe zu bewahren.

DANKE.

Sylvia Bieber

Zur Entstehung des Buches

Das Schreiben dieses, meines vierten Buches gestaltete sich schwieriger als bei den vorherigen, da ich erstmals sehr viel Persönliches von mir und meinem Leben einbringen wollte. Immer wieder musste ich innehalten und das, worüber ich gerade schrieb, Revue passieren lassen. Viele Male versetzten mich ferne Erinnerungen in intensive emotionale Zustände, die es mir unmöglich machten, weiterzuschreiben. So manche Träne floss während des Schreibens, und gleichzeitig war mir klar, dass diese Phase noch einmal zur tieferen Heilung verborgener Wunden führen würde. Denn wieder begannen nächtliche Sitzungen, von denen ich dachte, sie wären für immer vorbei.

Aufgeschreckt sitze ich senkrecht im Bett, starre in das diffuse Dunkel meines Schlafzimmers und versuche, einen Grund zu finden, weshalb ich hier sitze und nicht schlafe. Mein Herz rast. Wer hat mich am Oberarm gepackt und wachgerüttelt? Noch glaube ich, den Griff um meinen Arm zu spüren. Doch der Blick nach rechts zeigt mit nur die andere, leere Bettseite. Lediglich die träge blinzelnden Sterne blicken durch das Dachfenster auf mich herab. Mir ist heiß, und gleichzeitig fröstle ich. Was passiert hier mit mir? Es ist bestimmt schon die sechste Nacht in Folge, in der ich fast panisch aufrecht in meinem Bett sitze. Mein Blick sucht die Zeiger des leise vor sich hin tickenden Weckers. Als ob ich es gewusst hätte – wieder ist es drei Uhr. Ich werde immer um die gleiche Zeit wach. Falsch, ich werde nicht wach, ich werde wachgerüttelt. Doch von wem? Was soll das alles? Ich muss morgen arbeiten und brauche meinen Schlaf. Langsam beruhigt sich mein Herzschlag. Sanft gleite ich wieder in die Kissen und kuschle mich in meine Bettdecke. Doch an Schlaf ist nicht mehr zu denken. Mein Verstand arbeitet auf Hochtouren. Schon einmal durchlebte ich eine Zeit, in der ich nachts »heimgesucht« wurde. Nicht noch einmal wollte ich Ähnliches erleben.

Wie alles begann

Es ist Juni 2012, und ich bin mit meiner Seminargruppe auf Bali. Der Juni auf Bali gehört seit sechs Jahren fest zu meinem Seminarprogramm, denn hier ist die Luft weich, der Wind sanft, die Klänge sind schwebend und die Menschen voller Anmut. Alles hier ist von dieser anderen, zärtlicheren Art, fast nichts lässt sich mit unserer westlichen Welt vergleichen. Selbst wenn das Wasser so blau ist wie im Mittelmeer, wirkt es auf Bali blauer. Auch die Menschen sind freundlicher als bei uns, und mit seinen zahlreichen uralten Tempeln, prächtigen Reisterrassen, Vulkanen und Palästen ist Bali ein faszinierendes Reiseland.
In dieser so ganz anderen Welt möchte ich mit meiner Seminargruppe arbeiten. Das Ressort im Norden der Insel ist ein Paradies, das sich wunderbar dafür eignet. Zwischen den einzelnen Seminarsequenzen unternehmen wir Ausflüge ins Landesinnere, bei denen auch Besuche beim ortsansässigen Schamanen Jro Dar vorgesehen sind, den ich jedes Jahr, meistens mehrmals, aufsuche.

Während meines letzten Aufenthaltes erhielt ich von ihm, nach fünfjähriger regelmäßiger Behandlung und Schulung, eine große energetische Reinigung und Einweihung. Schon damals sagte er mir: »Sylvia, viel mehr kann ich dir nicht geben. Du musst jetzt deinen Seelenauftrag annehmen und mit deinen Händen arbeiten.« – »Wie soll ich das tun? Ich kann und will nicht massieren«, erwiderte ich. »Das brauchst du auch nicht«, meinte er. »Lege deine Hände auf, und du wirst wissen, was zu tun ist. Du hast in deiner rechten Hand einen energetischen Kristall, mit dem kannst du die Energien, die durch dich fließen, verstärken.« Ich schaute in meine Handinnenfläche, als ob ich da etwas erkennen könnte. Nun, einen Kristall hatte ich oft genug in meiner rechten Hand, denn wenn ich meditiere, halte ich die Prismakugel von Litios, einen Lichtkristall, in meiner rechten Hand und lege diese wiederum in meine linke. Das habe ich mir so angewöhnt. Es fühlt sich gut an, beruhigend und entspannend – doch mehr auch nicht. »Tue einfach, was ich dir sage, vertraue mir«, hörte ich noch von Jro Dar.

Vielleicht sollte ich an dieser Stelle etwas weiter ausholen. Ich gehe jedes Jahr zu Jro Dar, weil ich mir erhoffe, dass er mich von einer Migräne, die mich schon seit über dreißig Jahren regelmäßig ausschaltet, heilen würde. Doch jedes Jahr sagt er mir das Gleiche: »Du bist gesund, deine Chakras sind offen, die Energie fließt kraftvoll. Lebe deinen Auftrag, und die Migräne wird sich verabschieden.« Was meinte er nur damit? Ich lebe doch bereits, was ich als meine Berufung ansehe. Ich bin seit 1994 als Psychologische Beraterin und seit 2000 als Coach freiberuflich tätig. Meine Praxis läuft super, und diese Arbeit, die ich oft genug gar nicht als Arbeit, sondern als Wirken wahrnehme, möchte ich auch weiterhin ausüben. Außerdem bilde ich Menschen aus, die genauso arbeiten möchten wie ich. Einige von ihnen sind auch dieses Jahr mit mir nach Bali gekommen.

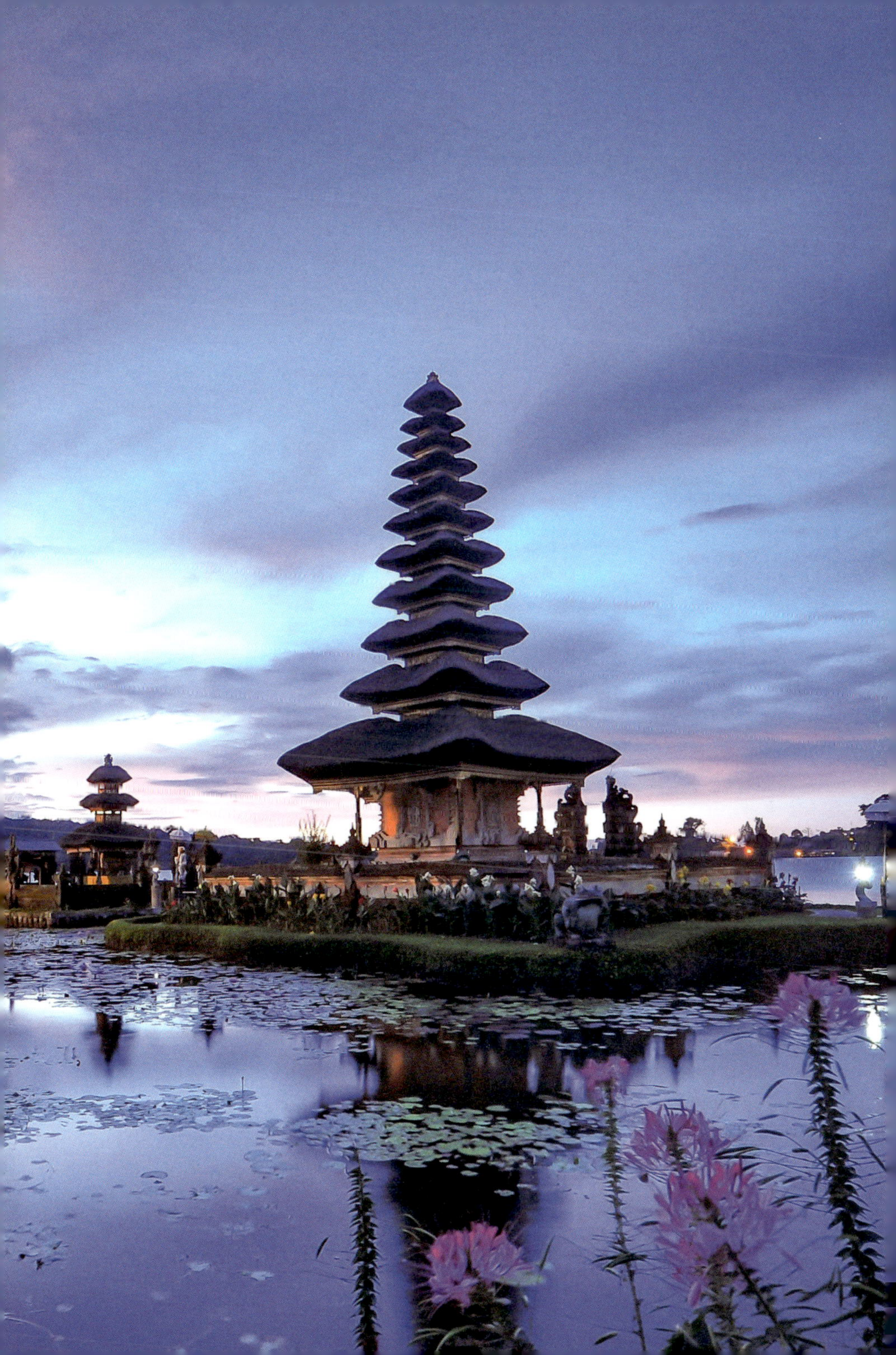

Und wieder möchte ich zu Jro Dar, genau wie letztes Jahr. Dieses Mal habe ich meine Prismakugel dabei. Da er bei meinem letzten Besuch von einem Kristall in meiner Hand gesprochen hat, möchte ich ihm jetzt mein Lieblings-Meditationswerkzeug zeigen.
Und so fahre ich gut gelaunt zu ihm nach Hause. Er wohnt versteckt in einer schwer zugänglichen Seitengasse im Dorf. Als Sozia auf dem Moped amüsiere ich mich über das Federvieh, das gackernd und mit den Flügeln schlagend vor dem Zweirad flieht, und ich staune über die Ausweichmanöver meines Fahrers, der immer wieder um tiefe Schlaglöcher kurvt, die von der letzten Regenzeit übrig geblieben sind.
Jro Dars Frau nimmt mich herzlich in Empfang und serviert mir einen heißen, gesüßten Tee. Kurz darauf kommt er selbst strahlend um die Ecke. Wir umarmen uns innig und schauen uns tief in die Augen. Er lächelt, und mir geht das Herz auf. Wie sehr habe ich mich auf diese Begegnung gefreut. Etwas Unbenennbares verbindet mich mit diesem Mann. Sein Sohn Nuri ist bei ihm und übersetzt ins Englische, denn Jro Dar spricht nur Balinesisch.
Hoffnungsvoll halte ich ihm meinen Kristall entgegen mit der Bitte, ihn zu segnen. Er starrt den Lichtkristall fassungslos an, nimmt ihn mir achtsam aus der Hand und wendet sich aufgeregt seinem Sohn zu. Nuri übersetzt: »Das ist genau der Kristall, der in deiner rechten Hand ist. Mit dem kannst du die Heilenergien, die durch dich fließen, potenzieren. Das ist genau das, was mein Vater dir letztes Jahr gesagt hat!« Ich bin sprachlos. Die Schwingungsfrequenz dieses Kristalls hat sich in meiner Hand manifestiert. Ich brauche ihn gar nicht mehr als Objekt, um mit seiner Energie zu arbeiten. Allein meine Absicht und meine mentale Ausrichtung reichen, und schon

geschieht es – so erklärt es mir Jro Dar durch seinen Sohn. Sollte das wirklich so einfach sein? Doch wie soll Heilenergie durch mich fließen? Was genau geschieht dann, und woran erkenne ich, dass es Energien aus höheren Ebenen sind und nichts, was ich mir einfach einbilde, also aus meinem kleinen Ego-Verstand heraus produziere? Wieder bekomme ich die mir schon bekannte Antwort: »Wenn es so weit ist, wirst du es untrüglich wissen.« Bis dahin habe ich nichts dergleichen erlebt. Allerdings muss ich gestehen, dass ich mich diesbezüglich auch lieber bedeckt gehalten habe. Ich wollte nicht als abgehoben oder verrückt eingestuft werden. Ich war und bin bodenständig, verwurzelt mit Mutter Erde und zugleich angebunden an das Göttliche. Nicht im Sinne von religiös, sondern im Sinne von gläubig. Es ist der Glaube an etwas Größeres, Machtvolleres. Und ob sich das Gott, Allah, Buddha, Quelle, Matrix oder Licht nennt, ist mir ziemlich gleich.

Wie jedes Jahr berichte ich Jro Dar von den wahnsinnigen Kopfschmerzen, die mich noch immer und sogar vermehrt heimsuchen. Ich bin sie so leid! Aus dem schulmedizinischen Repertoire gibt es nichts, was ich nicht schon versucht hätte. Sogar auf Betablocker hatte ich mich kurzzeitig eingelassen. Doch diese Medikamente ließen mich herumlaufen wie ein Zombie. Meine Zähne ließ ich von Amalgam befreien, und für ein halbes Jahr verzichtete ich auf Zucker, Weißmehl und auf glutenhaltige Speisen. Auch Alkohol verbannte ich weitgehend aus meinem Leben. Selbst einen Eingriff am Herzen zog ich in Erwägung, da das Verschließen eines kleinen Loches in der Vorhofscheidewand eine eventuelle Heilung der Migräne nach sich ziehen könnte. Die Risiken dieses Eingriffes waren mir dann aber doch zu hoch. Ich suchte Hilfe bei Geistheilern,

Schamanen, indischen Gurus, philippinischen Wunderheilern und bei Kräuterfrauen. Ich habe etliche Familienaufstellungen gemacht und viele Innenweltarbeiten. Hypnose und Reinkarnationstherapien hatten ebenso wenig Erfolg wie Psychokinesiologie, EMDR, NLP und Matrix Energetics. Selbst die Psychosomatische Energetik verschaffte mir nur kurzfristig Erleichterung. Durch die Erkrankung erlernte ich nicht nur sehr viele Techniken, die ich heute auch in meiner Coachingpraxis einsetze, ich erfuhr auch eine grundlegende Reinigung meiner Psyche, weil ich viele Themen in mir anschauen und transformieren konnte. Doch wirkliche Heilung von der Migräne erfuhr ich nicht.

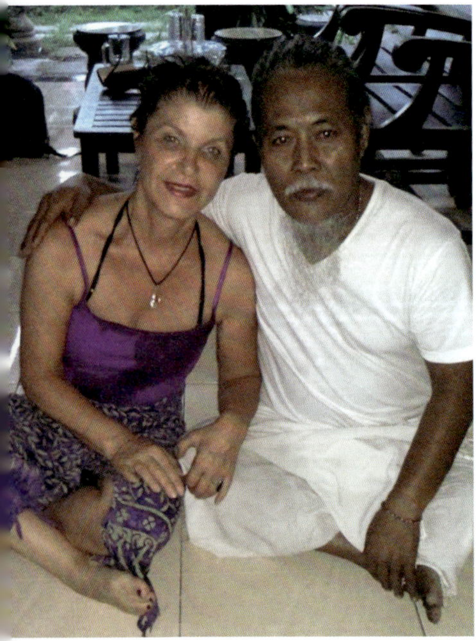

Jro Dar und ich 2011 (Er ist 2017 verstorben.)

Jro Dar nimmt mich mit in seinen Tempel, und wir meditieren gemeinsam. Seine Stirn ruht an meiner, und unsere Handballen liegen aufeinander. Aus seinem Mund kommen die mir bekannten Laute. In mir entsteht das Gefühl einer großen Weite. Alles dehnt sich aus, bis ins Unendliche. In mir summt es, und eine kleine Ahnung von All-eins-Sein entsteht. Ich verliere mich in Raum und Zeit, obwohl ich durchaus auch wahrnehme, dass ich auf einem Schemel sitze und fremdsprachiges Gemurmel höre. Alles wird unwichtig. Mein Verstand steht still. Der Gedanke »So möchte ich immer fühlen« bringt mich urplötzlich in die äußere Realität zurück. Ich öffne die Augen und erkenne, dass Jro Dar rezitierend mit wohlriechenden Räucherstäbchen hantiert. Mit einem Kris, einem balinesischen Ritualdolch, der magische Kräfte hat, nämlich die geballten Kräfte der kompletten Ahnenreihe einer Familie, schreibt er geheimnisvolle Zeichen in die Luft und auf meine Zunge. Dann hält er eine silberne Schüssel vor mich hin, besprengt mich daraus mit heiligem (energetisiertem) Wasser, gibt mir etwas davon zu trinken und gießt mir den Rest über die Haare. »Sylvia, nun bist du bereit«, sagt er mir zum Abschied. »Bereit wofür?«, denke ich und zucke dabei innerlich mit den Achseln.

Irritiert, frustriert und in mich gekehrt, komme ich zurück ins Ressort. In mir rumort und arbeitet es. Die Worte Jro Dars haben mich verunsichert, ich bin unruhig und entgegen meiner Natur sehr aus meiner Mitte geraten. Mein Herz schlägt rasend schnell, und es fühlt sich an, als ob mir ein eiserner Ring die Brust zuschnürt. Ich setze mich ans Meer und meditiere. Mein Blick gleitet über die Wellen, auf deren Kämmen kleine Schaumkrönchen tanzen. Die Wellen rollen ans Ufer und ziehen sich zurück – gleichmäßig, in einem ewigen Kreislauf, vor und zurück. Am Horizont fließt das Blau des Meeres in das Türkis der Wolken. Glitzernd brechen sich die Sonnenstrahlen in den Wassertropfen. Es scheint, als würden Myriaden Sterne auf dem Wasser funkeln. Langsam beruhigt sich mein Herzschlag, und mein Geist driftet ab in Weiten, die nichts mit dieser Welt zu tun haben. Ich sehe innere Bilder und nehme sie doch nicht wirklich wahr. Etwas geschieht in und mit mir,

ohne dass ich es bewusst bemerke. Zeit und Raum heben sich auf. Als mich das Lachen spielender Kinder am Strand aus meiner Versenkung zurückholt, dämmert es bereits. Es müssen Stunden vergangen sein.
In den folgenden Tagen wiederholt sich dieses Spiel. Nach dem Unterricht ziehe ich mich an meinen Strandabschnitt zurück und blicke aufs Meer. Immer schneller drifte ich ab und versinke in Wahrnehmungen einer anderen Wirklichkeit. Allmählich nehme ich die Bilder, die sich mir innerlich zeigen, bewusst wahr. Doch verstehen kann ich sie nicht. Es ist, als ob ich einen Film in einer fremden Sprache ansehe.

Wieder bin ich irritiert. Was soll das? Weshalb sehe ich Bilder? Ich, die sonst keine bildhafte innere Wahrnehmung hat. Seit über zwanzig Jahren schule ich Techniken, die in die Innenwelt führen, z. B. Fantasiereisen oder prozessorientierte Innenweltarbeit, doch ich selbst sehe keine inneren Bilder. Mein Zugangskanal nach innen ist das Fühlen. Wenn andere nach ihren Reisen zurückkehren und ganze Filmsequenzen beschreiben, kann ich »nur« meine Gefühlswelt schildern. Ich fühle das Gras unter meinen Füßen, die Wiese sehe ich aber nicht. Ich spüre das Fahren in einem Heißluftballon, vom Ballon selbst oder der Natur unter mir habe ich keine Bilder.
Und nun sind sie plötzlich da – glasklar, bunt und sehr prägnant. Sie stürmen auf mich ein und drohen mich zu überrollen. Langsam begreife ich, dass sich mir unterschiedliche Bilder mit gleicher Bedeutung zeigen. Es ist fast wie ein Bilderrätsel. Und immer, wenn ich mit der Deutung richtig liege, kommt ein komplett anderes Bild mit einem neuen Bedeutungsinhalt. So erschließen sich mir nach und nach ganze Szenen, die meine Seminarteilnehmer betreffen.

Ganz elektrisiert fange ich an, zu experimentieren, und bringe die Bilder aus meiner Innenwelt ins Seminar ein. Und siehe da, sie treffen den Nagel immer auf den Kopf – ich erhalte Informationen, an die ich nicht einmal im Traum gedacht hätte. Langsam werde ich mutiger und fasse, einem inneren Drang folgend, meine Teilnehmer an. Kaum habe ich Körperkontakt, kommen die Bilder. Ich beschreibe, was ich sehe, der Teilnehmer geht damit in Resonanz, und immer geschieht etwas mit ihm. Mal kommen verborgene Themen ans Licht, dann fließen Tränen der Erleichterung, des Schmerzes oder der Trauer, oder Erhellendes tritt zutage, was dazu führt, dass sich belastende Situationen einfach auflösen können.
Noch immer ziehe ich mich nachmittags an den Strand zurück. Mittlerweile gelange ich sekundenschnell in diese anderen Zustände. Eines Tages suchen mich die Bilder auch nachts auf. Meist gegen drei Uhr schrecke ich von dem Gefühl auf, am Arm gerüttelt zu werden. Schlaftrunken sitze ich dann in den Kissen und starre in die Dunkelheit. Daraufhin beginnt der innere Film. Mir zeigt sich ein Bild, und ich durchdenke es so lange, bis der Inhalt passt. Anschließend kommt die nächste Szene. Es ist mühsam, ermüdend und extrem verunsichernd. Was geschieht mit mir? Werde ich schizophren? Leide ich an Paranoia? Immer wieder versichere ich mich, dass ich psychisch gesund bin.

Dann kommt der Tag, an dem ich mit meiner Seminargruppe einen Ausflug zum Wasserfall nach Sekumpul unternehmen will. Er liegt mitten im Dschungel, ist achtzig Meter hoch und rauscht in sieben bis acht Kaskaden in die Tiefe. Um zu ihm zu gelangen, gilt es, über dreihundert Treppenstufen hinabzusteigen und durch ein knietiefes Gewässer über glitschige

Steine ans andere Ufer zu balancieren. Wir alle freuen uns sehr auf das Abenteuer. Auch Sabine, die allerdings gesundheitliche Probleme hat, da sie seit ihrem sechsten Lebensjahr an einer Autoimmunerkrankung leidet. Bei dieser wird die Kommunikation zwischen Nerven und Muskeln blockiert, sodass phasenweise eine Muskelschwäche auftritt, besonders bei körperlicher Anstrengung. Sabine präpariert sich mit ihren Medikamenten und meint, dass es schon gehen wird. Sie hat jedoch unterschätzt, wie anstrengend es ist, bei feuchter Hitze so viele Treppenstufen zu bewältigen. Endlich am Ende der Treppe angelangt, sinkt sie weinend und am ganzen Körper zitternd nieder. Wir alle sind verstört und stehen hilflos um sie herum.
Plötzlich verspüre ich den heftigen Drang, sie anzufassen, und beuge mich zu ihr hinunter. Kaum lege ich meine Hände auf ihre zitternden Knie, überfluten mich wieder innere Bilder. Mir wird gezeigt, was ich zu tun und zu sagen habe. Kein vernünftiger Gedanke hat Platz in meinem Kopf. Farben fließen, Worte werden gesprochen, Energien bauen sich auf, und nach und nach lässt das unablässige Zittern Sabines nach. Sie wird ruhig, schaut mich lächelnd an und steht leicht und sicher auf. »Mir geht es wieder gut. Da hat sich etwas gelöst. Ich fühle mich frisch wie schon lange nicht mehr«, sagt sie und steht auch schon im Wasser, um auf die andere Seite des Flüsschens zu balancieren. Wir alle staunen nicht schlecht und beeilen uns, ihr hinterherzukommen.

Einen Tag vor unserem Ausflug nach Ubud, der kulturellen Hochburg Balis, verstaucht sich Petra ihren Knöchel so stark, dass sie nicht mehr auftreten kann und Jro Dar als Schamane und Heiler gerufen wird. Er bearbeitet ihren Knöchel und verordnet ihr Ruhe, Kühlung und Kräutermedikamente. Doch einmal auf Bali, möchte auch Petra nicht auf das Sightseeing verzichten und bettelt so lange, bis die Gruppe damit einverstanden ist, sie nach Ubud mitzunehmen. Die Fahrt vom Norden der Insel bis in die Stadt dauert zwei Stunden, und Petras Knöchel schwillt durch die Hitze und das Sitzen immer mehr an. Uns allen ist klar, dass Petra mit dieser Verstauchung unmöglich laufen kann. Plötzlich meint sie: »Sylvia, du hast Sabine doch auch geholfen, fass mich einfach mal an. Schaden kann das ja nicht.« Gesagt, getan. Kaum fühle ich die heiße, gespannte Haut des Fußes, fluten mich Bilder, »höre« ich Worte und schildere Petra, was in mir vor sich geht. Wieder durchfließen mich Farben und Energien, die ihren Weg zu Petra finden und bewirken, dass ihr Knöchel fast zusehends abschwillt und kühler wird. In Ubud angekommen, kann sie zumindest so weit laufen, dass sie in einem schönen Gartenlokal die Stunden genießt, während wir anderen in die Stadt ausschwärmen.

So geht es den Rest des Bali Aufenthaltes weiter. Ständig hat jemand Blessuren oder Unpässlichkeiten, sodass ich um Handauflegung gebeten werde. Mir kommt es so vor, als ob ich geprüft und gleichzeitig geschult werde. Vertraue ich mir? Glaube ich an mich bzw. an das, was da durch mich initiiert wird?

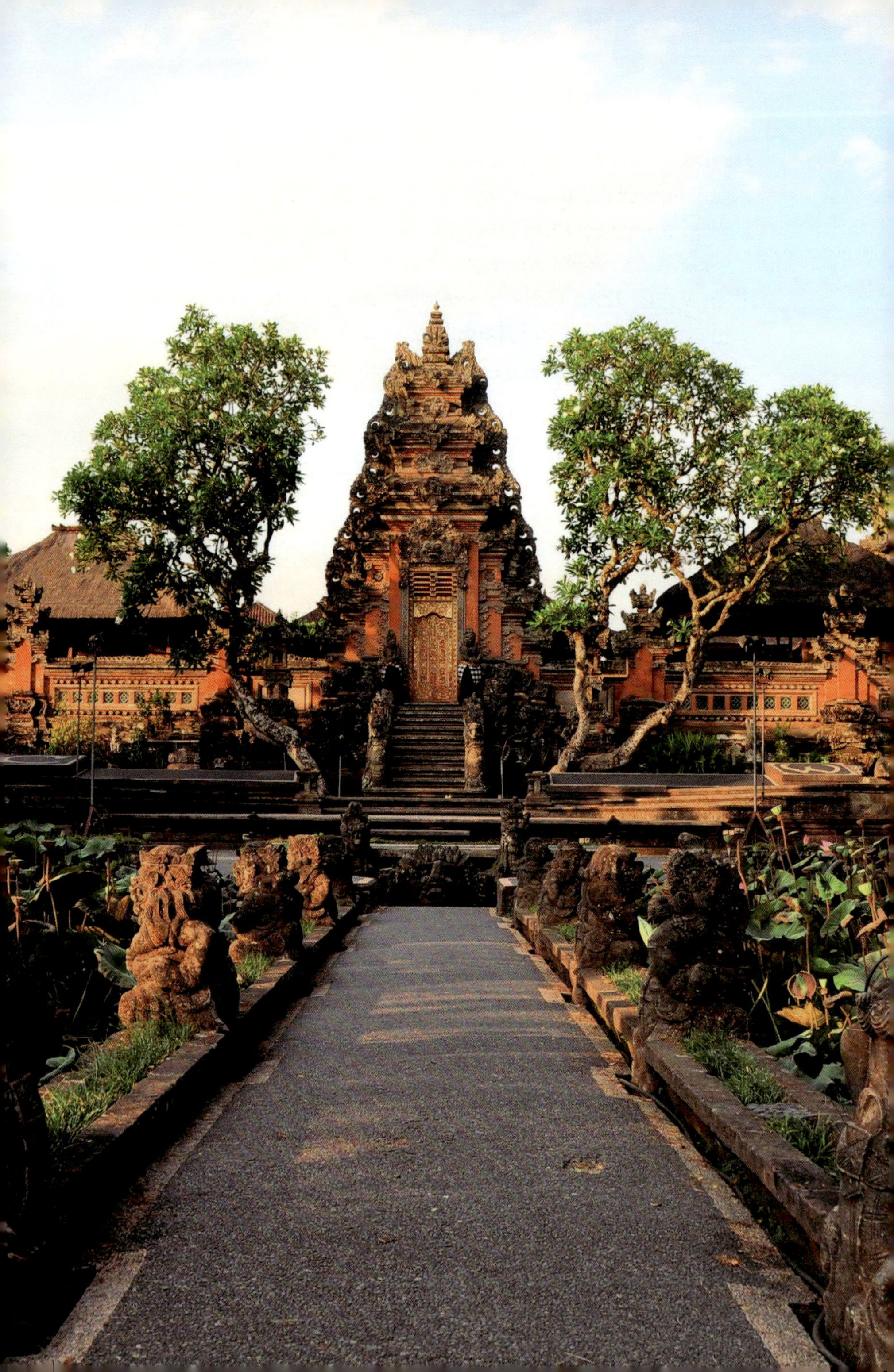

Irgendwann fällt mir auf, dass ich, seitdem ich auf Bali bin, keine einzige Migräneattacke hatte. Sehr ungewöhnlich, erwischt sie mich doch mindestens einmal wöchentlich und dann oft für Tage! Und nun schon über eine Woche nichts. Kein Stress, kein Alltag, keine Sorgen – diese Überlegungen schleichen sich als Begründung dafür ein. Doch das hatte ich auf Bali immer. »Sylvia, freue dich einfach darüber, und genieße es!«, schließe ich meine Grübeleien ab.
Die nächtlichen Sitzungen gehen weiter, die Migräne hat sich bis zum heutigen Tag auf Nimmerwiederfühlen verabschiedet.

Die Übermittlung der EIPs

Ich zehrte noch lange von diesem Bali-Aufenhalt und den dort gemachten Erfahrungen. Seitdem lagen Schreibutensilien auf meinem Nachttisch bereit, denn oft saß ich nachts ein bis zwei Stunden im Bett, der innerlichen Diashow folgend und mit der Übersetzung der Bilder beschäftigt.

Die Übermittlung der Energetischen Informationspunkte (EIPs) begann Anfang 2013 und erstreckte sich nahezu über ein halbes Jahr. Fast jede Nacht ergossen sich die Bilder aus der Geistigen Welt in mich. Ich benötigte geraume Zeit, bis ich die Inhalte der Bilder verstand und die nächtlichen Sitzungen dadurch kürzer wurden. Trotzdem begriff ich nicht, was ich mit den Informationen anfangen sollte. Wozu brauchte ich sie? Auf meinen Notizblättern fand ich Skizzen menschlicher Körper, auf denen ich bestimmte Punkte angekreuzt hatte. Außerdem Sätze, die Affirmationen glichen, und immer wieder die Frage: »Welche neue Information braucht mein

System?« Nachdem ich einundzwanzig Punkte des menschlichen Körpers notiert und auch die jeweiligen Referenzpunkte auf den Skizzen eingezeichnet hatte (jeder Punkt wird an zwei Stellen gehalten), hörten die nächtlichen Übermittlungen auf. Ich atmete auf. Geschafft – es hatte aufgehört. Doch immer wieder schlich sich der Gedanke ein: Was sollte ich mit diesen Informationen anfangen? Meine Notizen schlummerten derweil gut verwahrt in einer Schublade.

Dann kam der Tag, an dem ich wieder diesen unheimlichen Sog verspürte, jemanden berühren zu müssen. Der Ort und die Situation waren denkbar ungeeignet. An der Fleischtheke im Supermarkt einen wildfremden Menschen anzufassen, war unmöglich, und ich flüchtete aus dem Geschäft. Immer häufiger empfand ich diesen Drang. Als ich ihn erstmals auch bei einer mir gut bekannten Klientin verspürte, fragte ich sie, ob ich sie berühren dürfte, um dann entsprechend mit ihr zu arbeiten. Kaum griff ich ihren Arm, sah ich vor meinem geistigen Auge die Schublade mit den Notizen, und mir war sofort klar, dass ich diese herausholen sollte. Wieder griff ich nach ihr und hörte mit einer inneren Wahrnehmung den Satz: »Welche neue Information braucht mein System, um …?« Und wie von selbst erschloss sich mir der Rest des Satzes, passend zu ihrer Problematik. Dann hielt ich ihr meine Notizzettel hin und bat sie, einen zu ziehen. Es war die Skizze, auf der ich Punkte am rechten und linken Augenwinkel eingezeichnet hatte und auf dem groß »Frieden« stand. Ich ließ sie nun diese beiden Punkte bei sich selbst halten und den Satz sprechen, den ich mir dazu notiert hatte: »Ich finde Frieden in mir und schließe Frieden mit mir selbst, auch mit meinen dunklen Seiten, denn ich bin bereit, sie mir anzuschauen und sie dadurch zu erlösen.«

Sofort schossen ihr Tränen in die Augen. Schluchzend wollte sie den Satz immer und immer wieder sprechen. Nachdem sie als eigentlich sehr rationaler und eher kühler Mensch so überaus emotional reagiert, traute ich mich, sie auch die anderen Sätze sprechen zu lassen, die ich mir notiert hatte.

Von diesem Tag an experimentierte ich mit den Punkten. Die Reaktionen und Ergebnisse während der Arbeit mit ihnen waren so vielschichtig, dass ich begann, mir Notizen zu machen. Gleichzeitig starteten wieder die nächtlichen Sitzungen, in denen mir gezeigt wurde, wie genau ich mit den Punkten verfahren sollte. Wie die Reihenfolge, der Ablauf, die Wortwahl und vieles mehr sein sollten. Ich fing an, die Ergebnisse meiner nächtlichen Übungseinheiten nun auch in meiner Coaching-Praxis einzusetzen, und die Erfolge waren grandios. Ich war überwältigt, was das Halten dieser Körperstellen in Verbindung mit den gesprochenen Worten für eine Wirkung erzeugte. Ein ganzes Jahr erprobte ich quasi im stillen Kämmerlein die Energetischen Informationspunkte. So sollten sie heißen, wurde mir »gesagt«. 2016 war ich dann endlich bereit, ganz offiziell mit den Punkten an die Öffentlichkeit zu gehen und das Wissen darüber meinen Seminar- und Ausbildungsteilnehmern zu vermitteln.

Mögen die Inhalte dieses Buches dich daran erinnern,
wie einmalig und kostbar du bist.
Mögen sie dich daran erinnern,
dass du ein wertvolles Puzzlestück dieser Welt bist.

Möge dieses Buch dir Mut machen,
an deinen eigenen inneren Heiler zu glauben,
und dich ermächtigen, dir selbst zu helfen.

Möge dieses Buch dir die Gewissheit vermitteln,
dass du es selbst bist, der sich die Freiheit schenkt
oder sie sich nehmen lässt.

Möge dieses Buch ein Anstoß für dich sein,
neue Informationen so achtsam aufzunehmen,
dass du vertrauensvoll,
friedvoll und dankbar in die Zukunft blickst.

Die PRAKTISCHE Anwendung

der Energetischen Informationspunkte (EIPs)

Wie Körper und Seele interagieren

Unsere Seele kennt unseren Lebensplan beziehungsweise unsere höchste Bestimmung ganz genau, deshalb ist es so wichtig, dass wir auf ihr Flüstern achten, sie hören und ihre Vorschläge befolgen. Sie ist nicht laut und polternd, sondern macht sich über kleine Zeichen, Impulse, Begegnungen, Situationen oder auch über Symptome bemerkbar. Durch körperliche Symptome zeigt uns die Seele, dass wir aus unserem natürlichen Gleichgewicht geraten sind. Sie möchte, dass wir unseren wahren Weg gehen, der uns glücklich und zufrieden macht. Doch unser Verstand will auch ein Wörtchen mitreden. Das wäre nicht weiter schlimm, würde er nicht so laut schreien und vehement die zarte Stimme unserer Seele mundtot machen. Würden beide einvernehmlich zusammenarbeiten, wären sie ein prima Gespann. Wenngleich unser Verstand oftmals geprägt ist von Verhaltensweisen und Dogmen, denen wir rein gar nichts mehr abgewinnen können, will er die Herrschaft behalten. Er macht uns immer wieder plausibel, dass z. B. der bekannte Weg sicherer und richtiger wäre als der unbekannte und verlockende. Und dann schleicht sich die Angst ein, Schuldgefühle machen sich breit, und Vorurteile werden geschürt.

Unterstützen wir also unsere Seele, und verweisen wir unseren Verstand wieder auf den Platz, auf den er gehört. Durch das Halten der Energetischen Informationspunkte (EIPs) lösen wir die in unserem Verstand, im Energie- und Zellsystem gespeicherten, blockierenden Informationen, die zu unguten Gefühlszuständen geführt haben.
Wenn unsere Seele von dem Druck befreit ist, sich bei uns nicht bemerkbar machen zu können, wenn sie wieder gehört wird, stellen sich auch Lebensfreude, Seelenfrieden, Sicherheit und Leichtigkeit wieder ein. Die Lebenskraft kehrt zurück, und der Körper regeneriert sich sehr schnell.

Zellen und Gene

Jede unserer Billionen Zellen trägt neben den genetischen Informationen z. B. über unsere Größe, Augenfarbe oder unseren Körperbau auch Informationen über unsere Erfahrungen, Blockaden, Ängste, erlernten Programme etc. in sich. Unsere Körperzellen haben eine Art Gedächtnis, mit dem sie diese Informationen speichern können, und ihre Speicherkapazität ist nahezu unendlich. Abhängig davon, ob eine Erfahrung oder ein Erlebnis als positiv oder negativ wahrgenommen wurde, sind auch unsere Zellerinnerungen voller positiver oder negativer Überzeugungen, die wiederum Auswirkungen auf unser Leben haben und es entsprechend beeinflussen.

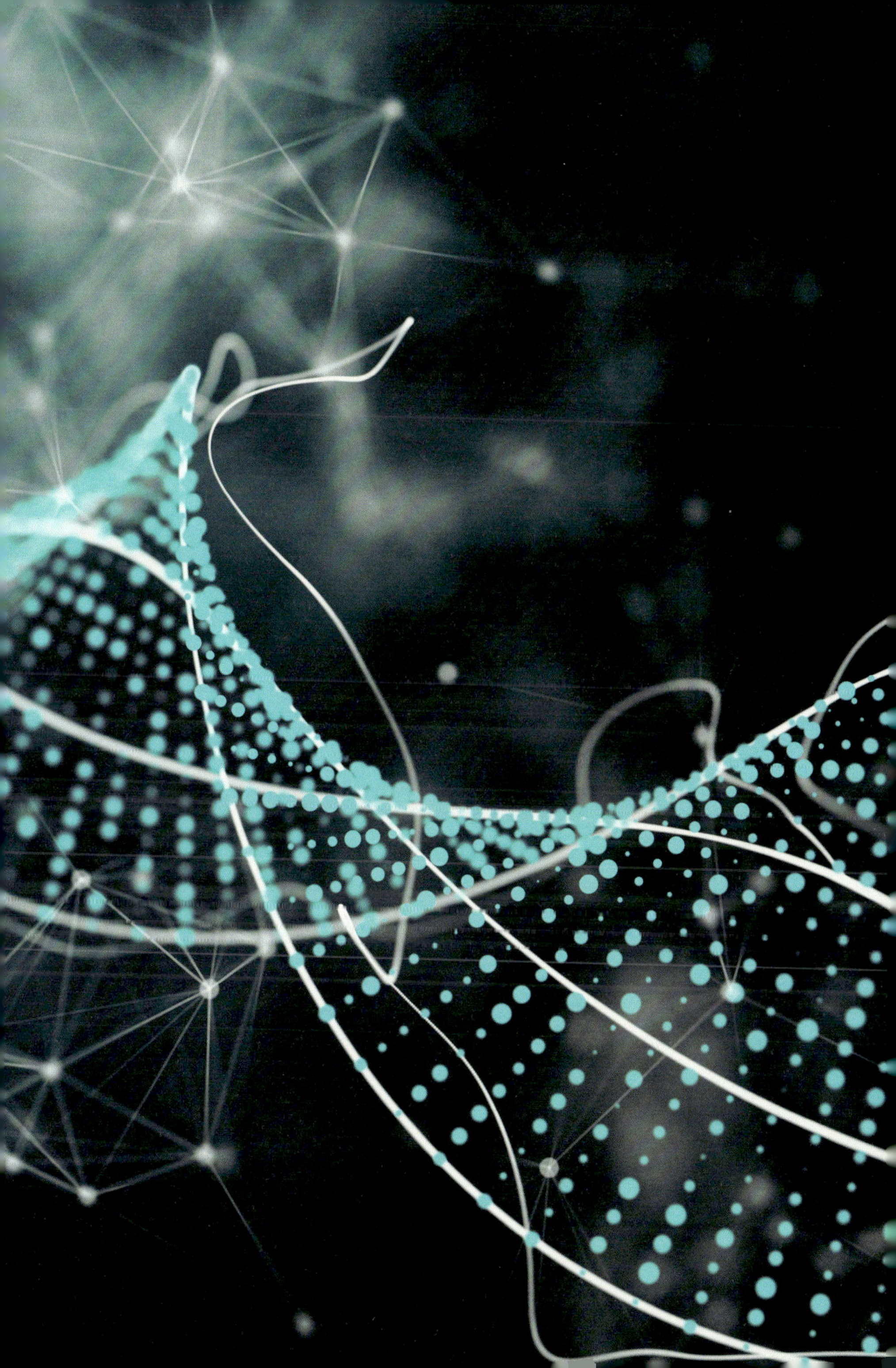

Bruce H. Lipton, ein 1944 in Mount Kisco, New York, geborener US-amerikanischer Entwicklungsbiologe und Stammzellenforscher, schreibt in seinem Buch*, dass Erfahrungen unsere Gene steuern. In jeder einzelnen Zelle werden die Mechanismen des Lebens von der Wahrnehmung ihrer Umgebung in Gang gesetzt und nicht durch ihre Gene. Um diese Aussage treffen zu können, musste Lipton sein nahezu zwanzigjähriges Denken, das vom zentralen Dogma der Biologie durchdrungen war, dass das Leben von den Genen bestimmt wird, komplett auf den Kopf stellen. Er erkannte, dass das Leben einer Zelle durch ihre physische und energetische Umgebung bestimmt wird und nicht etwa durch ihr Erbgut. Dieses neue Verständnis vom Wesen des Lebens brachte noch eine weitere Überzeugung zum Wanken – nämlich, dass die Schulmedizin die einzige Medizin ist, die es verdient, an der Hochschule unterrichtet zu werden. Außerdem kam er zu dem Schluss, dass wir nicht Opfer unserer Gene sein müssen, sondern durchaus Meister unseres Schicksals sind. Denn wenn wir den Zellen eine andere Umgebung, ein anderes Milieu, andere Informationen bieten, können wir unser Leben so gestalten, dass wir Frieden, Freude, Liebe und Glück empfinden.

In der synthetischen Biologie sind Bioingenieure in der Lage, das genetische Programm von Zellen gezielt umzugestalten. Diese werden mit neuen Eigenschaften oder Fähigkeiten ausgestattet, die in der Natur so nicht vorkommen. Hier bewegen sich die Biologen auf materieller Ebene.

* *Bruce H. Lipton: Intelligente Zellen – Wie Erfahrungen unsere Gene steuern. KOHA-Verlag 2005.*

Im energetischen Bereich sind wir selbst in der Lage, destruktive Muster, die in den Zellen gespeichert sind und Schmerz und Leid verursachen, aufzuspüren und umzuprogrammieren. Wir nutzen das Bewusstsein der Zellen zur Selbstheilung, um uns von diesen destruktiven Emotions- und Verhaltensmustern zu befreien. Durch das Halten der Energetischen Informationspunkte werden Stellen am Körper aktiviert und mithilfe bewusster Gedanken und Gefühle positive Informationen in das Körpersystem eingeschleust. Diese neuen Informationen wirken in jede einzelne unserer Zellen hinein und sorgen dort für die Ausrichtung auf mehr Ordnung und Kohärenz.

Ich möchte dich nun dazu einladen, mit diesen 21 Energetischen Informationspunkten zu experimentieren und deine eigenen Erfahrungen zu sammeln. Gebrauche sie als Quelle der Lebenskraft, und setze sie nutzbringend für dich und eventuell auch für andere ein.

Folgende 21 POSITIVE INFORMATIONEN können neu in die Zellen eingeschleust werden, um damit ein lebensfreundliches Milieu zu fördern:

1 = AKZEPTANZ
2 = DANKBARKEIT
3 = EINFÜHLSAMKEIT
4 = FREISEIN
5 = FRIEDEN
6 = GOTTVERTRAUEN
7 = HINGABE
8 = HOFFNUNG
9 = INSPIRATION/GÖTTLICHE FÜHRUNG
10 = KRAFT
11 = LEBENSFREUDE
12 = LEICHTIGKEIT
13 = LOSLASSEN
14 = MITGEFÜHL
15 = SELBSTACHTUNG
16 = SELBSTBEWUSSTSEIN
17 = SELBSTLIEBE
18 = TOLERANZ
19 = ÜBERFLUSS/FÜLLE
20 = URVERTRAUEN
21 = WAHRHEIT

So arbeitest du mit der Methode

Vorbereitung

Es braucht keinerlei Vorbildung für die Arbeit mit den EIPs. Du musst also nicht wissen, welcher Meridian (Energieleitbahn) von dir berührt wird. Auch mir ist dieses Wissen nicht geläufig, da ich keine Ausbildung in der TCM gemacht habe. Jedoch wurde mir schon öfter mitgeteilt, dass diese oder jene gehaltene Stelle ein Meridianendpunkt sei oder eine Position, die einem bestimmten Organ zugeschrieben wird. All diese Kenntnisse benötigst du nicht.
Sollte es dir seltsam erscheinen, dass du dich selbst berührst, dabei Affirmationen aussprichst, tief atmest und vielleicht Gefühle empfindest, die du nicht einordnen kannst, so nimm diese Gedanken und Empfindungen wahr, und miss ihnen keinerlei Gewicht bei. Beobachte einfach nur, was geschieht.

Wahrscheinlich wirst du relativ schnell auswendig wissen, welcher Begriff welcher Zahl beziehungsweise welchem EIP zugeordnet ist. Dadurch wirst du bei häufigerer Verwendung der Punkte versucht sein, die neue Information passend zum Problem über den Verstand auszuwählen. Um dies zu verhindern, fertige dir am besten 21 kleine Kärtchen an, auf die du jeweils eine Zahl schreibst. Wenn du diese laminierst, sind sie lange verwendbar. Dann wählst du die neue Information, die du in deinen Zellen aktivieren möchtest, indem du verdeckt eines der 21 Kärtchen ziehst. So gehst du sicher, dass du die neue Information intuitiv wählst.

Achte bei der praktischen Anwendung der EIPs darauf, dass du ungestört bist. Wähle einen Zeitraum, an dem dich weder Kind noch Mann, Freunde oder Handwerker behelligen könnten. Schalte am besten dein Handy auf Flugmodus, und lege den Hörer des Telefons zur Seite. Dann stimme dich, bevor du startest, mental auf das ein, was du jetzt vorhast. Mit nachfolgender kurzer Meditation gelingt dir das ganz einfach.
Nach der Meditation kannst du dann mit der eigentlichen Arbeit beginnen. Als Erstes gilt es, das Thema zu definieren, an dem du arbeiten möchtest – die Fragestellungen helfen dir dabei.

EINSTIMMUNGSMEDITATION

Mache es dir auf deiner Unterlage ganz bequem …

Sollte noch etwas stören, beseitige oder ignoriere es …

Dann schließe sanft die Augen, und lenke deine Aufmerksamkeit auf deinen Körper, der sicher und bequem hier ruht …

und während dein Körper so sitzt oder liegt und etwas in die Unterlage einsinkt, hörst du alles, was an deine Ohren dringt …

Beides kann bewirken, dass du langsam, in deiner eigenen Geschwindigkeit, loslässt und dabei tiefer und tiefer sinkst …

und dieses Tiefersinken ist oft begleitet von Gedanken, die dahinziehen wie Wolken am Himmel …

mal träge, mal schnell, mal flatterhaft, mal gemächlich …

und wenn es dir gelingt, diesen Gedanken immer mehr ihren Lauf zu lassen …

bringt dich dies immer mehr in einen Zustand des Loslassens …

und ob du dieses Loslassen bemerken kannst, jetzt oder gleich, oder auch nicht, ist unerheblich …

denn Loslassen geschieht, indem du deinen Atem beobachtest …

wie er kommt und wie er geht …

wie du Entspannung ein- und Anspannung ausatmest …

Jeder Atemzug bewirkt, dass du noch mehr loslässt …

noch tiefer sinkst …

und während all dies von allein passiert …

kann Entspannung eintreten und Anspannung fliehen …

fliehen wie der Atem nach einem schnellen Lauf oder …

fliehen wie ein Gedanke, der nicht gedacht werden will …

Und so bist du nun bereit, dich auf die Neuprogrammierung deiner Zellen einzulassen …

bist bereit, alte Prägungen loszulassen und neue Inhalte aufzunehmen …

Und so beginne, dich nun zu fragen …

Fragen, die du deinem Unterbewusstsein stellen kannst

Frage dich: »Was ist mein aktueller Konflikt, mein akutes mich behinderndes Thema, mein körperliches Symptom, meine Einschränkung etc.?«

Beispiel: Ich habe einfach zu viel um die Ohren. Wenn das so weitergeht, drehe ich noch durch.

Nun frage dich: »Welche neue Information braucht mein System, damit ich Nein sagen lerne?«

Alternative Fragen: »... um leichter entspannen zu können? ... damit ich den Mut aufbringe, meinen Job zu wechseln? ... um in ein besseres Zeitmanagement zu finden? ... um alles gelassener sehen zu können?«

Die erste Hälfte des Satzes, nämlich: »Welche Information braucht mein System ...«, ist jeweils zu vervollständigen. Die Geistige Welt hat mich immer wieder darauf aufmerksam gemacht, dass die Frage mit genau diesem Wortlaut begonnen werden soll.

In diesem Beispiel wollen wir uns auf das Nein-sagen-Lernen konzentrieren, da dieses Unvermögen die meiste Energie hat. Alle anderen möglichen Alternativen sind nicht so relevant, auch wenn sie durchaus wahrgenommen werden.

Finde den EIP zu deinem aktuellen Thema

Im nächsten Schritt ziehst du mit deiner linken Hand eines von den 21 Kärtchen. Jede Zahl entspricht einem Energetischen Informationspunkt. Die linke Hand deshalb, weil sie die sogenannte intuitive Hand ist, die von der rechten Gehirnhälfte gesteuert wird. Diese rechte Hemisphäre ist primär zuständig für vernetztes Denken, Kreativität, Gefühle, ganzheitliche Zusammenhänge, die Verarbeitung von Bildern, Musik und räumliches Denken.

Wir gehen für das Beispiel davon aus, dass du die Nr. 15 ziehst. Dieser Punkt entspricht der energetischen Information »Selbstachtung«.

Die passenden Affirmationen und rituellen Sätze

Die passende Affirmation zum EIP »Selbstachtung« lautet:

»Ich bin, der/die ich bin, und das ist Teil meiner Entwicklung.«

Die Punkte, die während des Sprechens der Affirmation und der weiteren rituellen Sätze gehalten werden, liegen beim EIP Nr. 15 links und rechts an den Schläfen (die genaue Darstellung der Halteposition findest du auf S. 99). Halte die Punkte, und wiederhole die Affirmation so häufig, bis du merkst, dass es reicht.

Während du die Punkte nun weiterhin hältst, sprich auch folgenden rituellen Satz.

»Ich bin … (dein Name), und ich bitte darum, die energetische Information von ›Selbstachtung‹ in mein Körpersystem einfließen zu lassen.«

Integriere die positive Information

Nun stelle dir vor, dass »Selbstachtung« eine Farbe hat, und frage dich: »Wenn Selbstachtung eine Farbe hätte, welche wäre das?« Vielleicht kommt dir jetzt die Farbe Grün (oder eine andere Farbe) in den Sinn. Wenn dem so ist, atme das Grün in dich ein. Alternativ kannst du dir auch vorstellen, dass du in grünem Wasser badest oder unter einer Dusche stehst und dich von Grün durchfluten lässt. Stelle dir einfach vor, dass aus dem Kosmos Grün zu dir strömt. Einfach und leicht ist es dir möglich, dieses Grün einzuatmen. Mit jedem Atemzug atmest du das Grün einer Wiese ein und lässt es in jede deiner Zellen fließen. Von Zelle zu Zelle fließt die Farbe und informiert dich damit, dass du Selbstachtung empfinden kannst.

Sprich nun folgenden rituellen Satz:
»Ich danke der universellen Liebe, der göttlichen Quelle, für die Integration von ›Selbstachtung‹ und bitte darum, die Energie und Information von … (z. B. Selbstverachtung, Unwürdigkeit, Minderwertigkeit) aus meinem kompletten Sein zu lösen.«

Bei diesem Beispiel dienen die in der Klammer stehenden Gefühlszustände nur als Platzhalter. Tausche diese mit den

Gefühlen, die deinem negativen Empfinden entsprechen. Vielleicht sind das Gefühle von Hilflosigkeit, Ohnmacht, Überforderung, Wut etc. Wenn du alle negativen Gefühlszustände gefunden und ausgesprochen hast, die sich auf die Tatsache, dass du schlecht Nein sagen kannst, beziehen, gib auch diesen eine Farbe. Möglicherweise wäre das Schwarz.

Stelle dir nun vor, wie das Grün der Selbstachtung das Schwarz aus deinen Zellen hinausschwemmt. Erlaube dir, dass dieser Vorgang einfach und leicht geschieht. So, wie Wasser Blätter aus einer Regenrinne schwemmt, so kann das Grün das Schwarz hinausschwemmen. Es fließt durch deinen Körper in die Beine und von dort in die Füße. Dann stelle dir vor, dass sich an deinen Fußsohlen Klappen befinden, die du kraft deines Willens öffnen kannst und durch die das Schwarz in den Boden abfließt. Sobald das innere Bild des Abfließens verblasst beziehungsweise das Fließen aufhört, kannst du zu den letzten Sätzen übergehen, die du ebenfalls laut aussprichst.

»Löse die soeben aufgezählten behindernden Informationen aus allen Inkarnationen und aus meiner Ahnenreihe, bis zum Ursprung der Zeit. So sei es! Danke.«

Die Erfahrung zeigt, dass es sinnvoll ist, diesen Ablauf 21 Tage lang jeweils morgens und abends durchzuführen. Nach dieser Zeit sind die neuen Informationen so weit verankert und wirksam, dass der Prozess beendet werden kann.

Häufig werde ich gefragt, weshalb nicht zuerst die negativen Programmierungen entfernt werden und dann die positiven Informationen einströmen. Genau diese Frage habe ich der Geistigen Welt immer wieder gestellt. Es war für mich so unlogisch, und ich weigerte mich, es als richtig zu erachten. Daraufhin wurde mir das Bild einer von Blättern verstopften Regenrinne gezeigt. Erst als ein starker Regen kam und die volle Regenrinne überlief, schwemmte das Wasser die Blätter nach und nach hinaus. Offensichtlich funktioniert es so, und ich unterließ es, dies weiter anzuzweifeln.

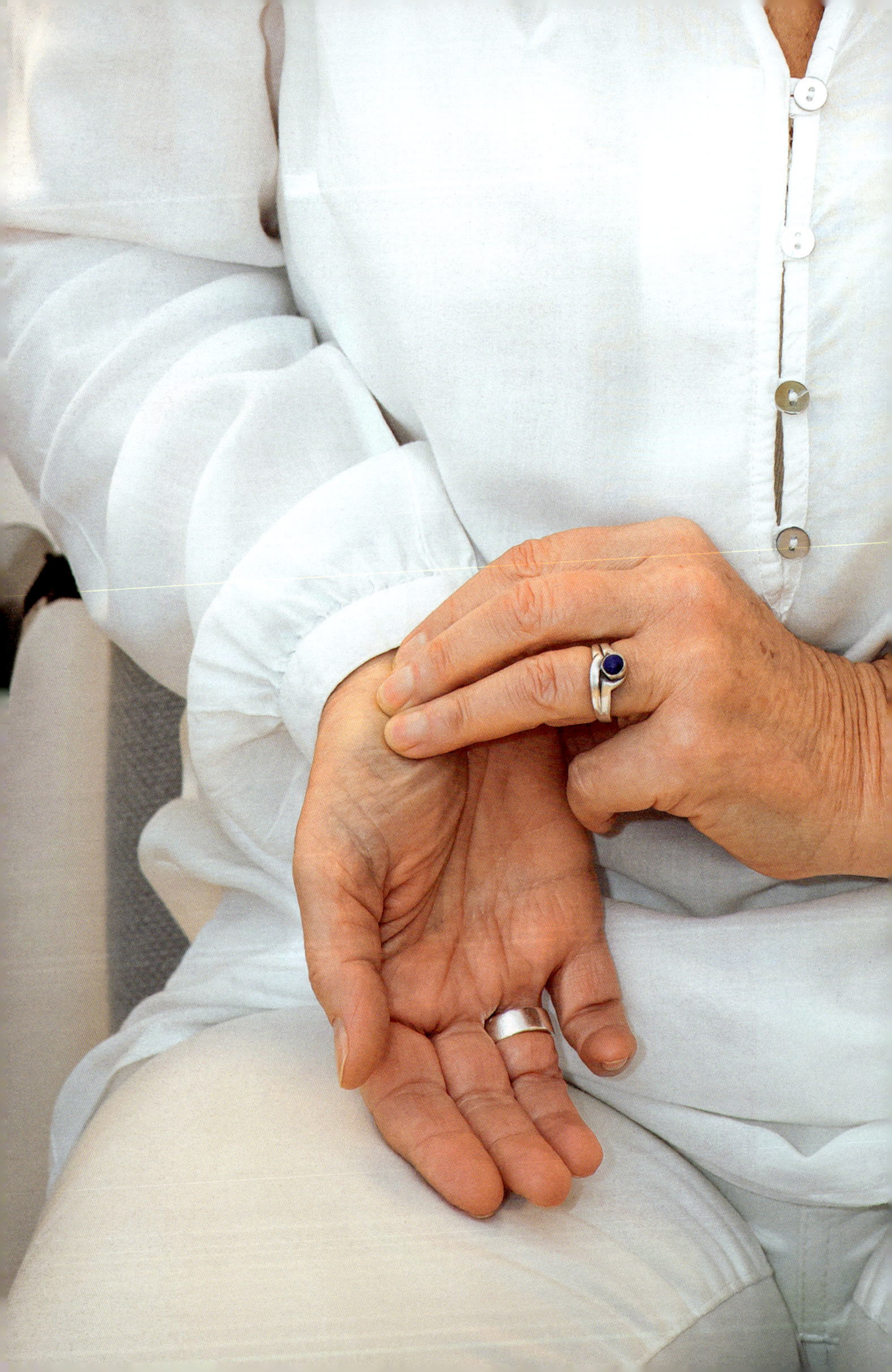

Die 21 Energetischen Informations-Punkte im Detail

EIP Nr. 1

Akzeptanz

Unser Leben ist ein ständiges Auf und Ab von Situationen und Begebenheiten, die uns mal mehr und mal weniger gefallen. Wir begegnen Umständen, Personen oder Problemen, die wir nicht mögen, ja, die uns sogar Schmerz bereiten. Dann gehen uns Gedanken durch den Kopf, die verhindern, dass wir kraftvoll und mutig trotzdem voranschreiten.

Das können Gedanken sein wie: »Der Unfall hätte nicht passieren dürfen«, »Ich hätte den Job bekommen müssen«, »Er hätte mich nicht so behandeln dürfen«, »Wieso passiert immer mir so etwas?«
Wir beschweren uns, hadern mit dem Schicksal, regen uns auf oder bemitleiden uns selbst. Verzweiflung, Ohnmacht, Angst oder Wut beherrschen dann unseren Alltag und verhindern eine Lösung des eigentlichen Problems. Das Jammern und Klagen schwächt uns. Dieser Widerstand kostet uns Kraft und Zeit, die wir an anderer Stelle dringend brauchen.
Akzeptieren wir stattdessen, was gerade geschieht, ersparen wir uns den Kampf und haben Zugang zu unserer inneren Quelle der Lebenskraft.

Lasse die Lebenskraft in dir anwachsen, indem du gelassener wirst im Bewusstsein, dass **ALLES** vorübergeht, auch das, was gerade ist.
Sei außerdem nachsichtig mit dir selbst, und habe Verständnis für dich. Bringe dir Rücksichtnahme, Trost und Zuwendung entgegen, statt dich zu bewerten und innerlich zu verurteilen.

Trainiere, im Hier und Jetzt zu verweilen und deine Aufmerksamkeit auf das zu lenken, was gerade geschieht – dadurch wirst du entspannter und lockerer. Falls es dir schwerfällt, hilft dir bewusstes, tiefes Ein- und Ausatmen, die galoppierenden Gedanken wieder einzufangen.
Lerne, dankbar zu sein. Lenke deinen Blick auf all das, was du hast und bist, und erinnere dich daran, dass nichts selbstverständlich ist. Wer nicht wertschätzt, was er besitzt, verfällt schnell in Gedanken des Mangels und der Konkurrenz. Unzufriedenheit und Neid sind dann die Folgen. Hältst du dir jedoch vor Augen, wofür du dankbar sein kannst, stellen sich schnell Freude, Zufriedenheit und Glück ein.

Akzeptieren lernen heißt, das Steuer des Lebens wieder in die eigene Hand zu nehmen und sich an allem zu erfreuen, was dem Leben Lebendigkeit verleiht.

Sprich während des Haltens des EIP Nr. 1 folgende Affirmation/Sätze:

»Indem ich mein Leben annehme
und mich dabei zutiefst lebendig fühle,
habe ich Zugang zur Quelle der Lebenskraft,
die mich unablässig nährt.«

»Ich bin … (Name), und ich bitte darum, die energetische Information von **Akzeptanz** in mein Körpersystem einfließen zu lassen.«

»Ich danke der **universellen Liebe, der göttlichen Quelle,** für die Integration von **Akzeptanz** und bitte darum, die Energie und Information von … (z. B. Widerstand, Verteidigung, Rechtfertigung) aus meinem kompletten **SEIN** zu lösen.«

»Löse sie aus allen **Inkarnationen** und aus meiner **Ahnenreihe** bis zum **Ursprung der Zeit. So sei es! Danke.**«

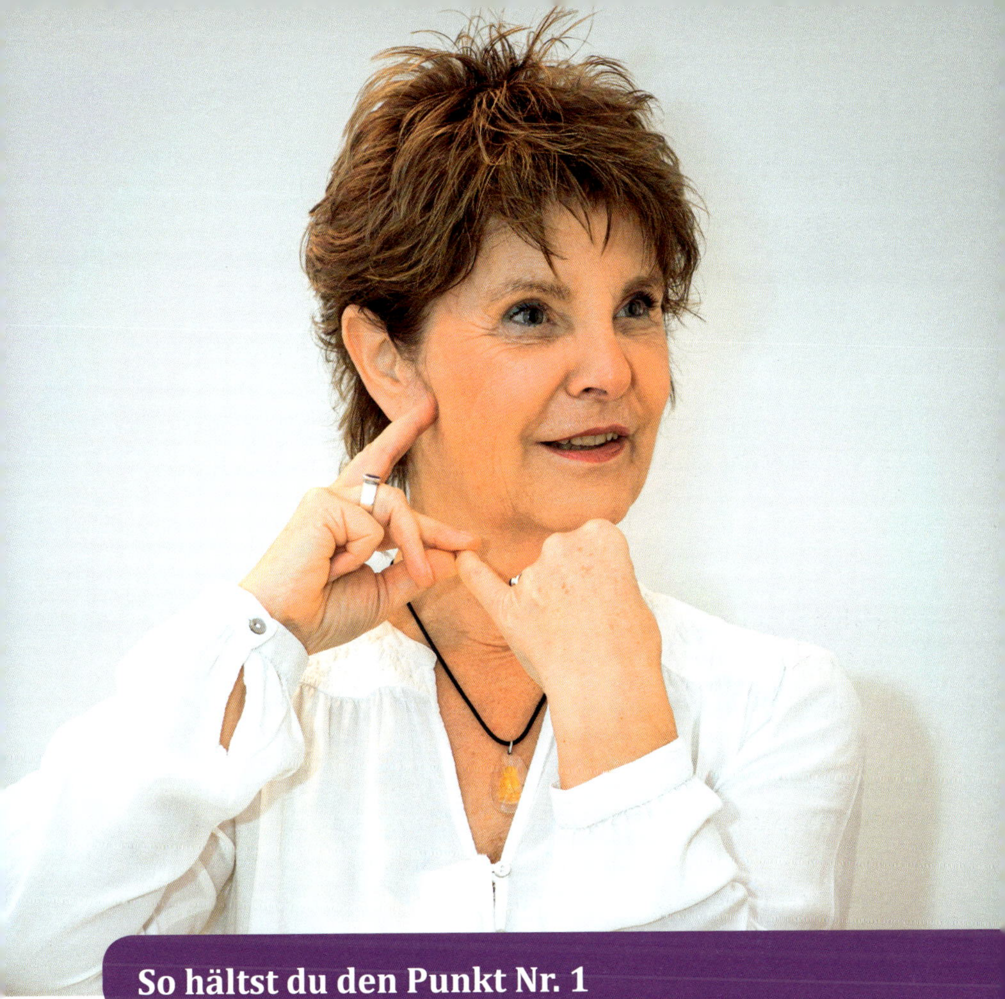

So hältst du den Punkt Nr. 1

Halte mit dem Mittelfinger deiner rechten Hand den Punkt, der sich zwischen deinem rechten Ohr und dem Kiefergelenk befindet.

Mit dem Daumen und dem Zeigefinger deiner rechten Hand hältst du gleichzeitig die Fingerkuppe deines linken kleinen Fingers an der seitlichen Nagelfalz.

EIP Nr. 2

Dankbarkeit

Dankbarkeit ist eng mit Akzeptanz verbunden. Akzeptiere ich, was ist, und gehe noch einen Schritt weiter, befinde ich mich im Feld der Dankbarkeit. Sei dankbar für **ALLES,** was das Leben dir schenkt. Für wirklich **ALLES!** Denn nichts in deinem Leben geschieht grundlos, aus Versehen oder zufällig.
Aber wie kannst du dankbar sein für den Verlust, den du erlitten hast? Wie für den Schmerz, den dir der Verlust bereitet? Wie für die Hilflosigkeit, die du währenddessen empfunden hast?

Rückblickend ist die Antwort auf diese Fragen oft einfach. Beispiel: »Ohne den Verlust hätte ich das Neue nie erlebt. Ohne den Schmerz wäre ich mir und meinen Gefühlen nie nahegekommen. Ohne die Hilflosigkeit hätte ich nie gelernt, um Hilfe zu bitten.«

Dankbarkeit ist mehr als nur ein oberflächlich gesagtes »Danke«, wenn jemand uns die Tür aufhält. Dankbar zu sein, ist eine Grundhaltung den Geschenken des Lebens gegenüber.
Die Tatsache, dass aus einer Ei- und einer Samenzelle ein Mensch wird, der aus Billionen Zellen besteht, zeigt, wie groß das Geschenk des Lebens ist. Uns dafür erkenntlich zu zeigen, indem wir für dieses Geschenk dankbar sind, ist ein kleiner Ausgleich an die Schöpfung.

»Dankbarkeit ist eine erhaltende Energie«, dieser Satz ist mir noch heute, 35 Jahre nachdem ich ihn erstmals auf einem Seminar hörte, in Erinnerung geblieben. Energie folgt der Aufmerksamkeit. Diese Tatsache, die durch die Quantenphysik wissenschaftlich belegt ist, begleitet mich seitdem. Alles, wofür ich dankbar bin, erhält Aufmerksamkeit. Das ist gleichbedeutend damit, dass das, wofür ich dankbar bin, bleibt beziehungsweise sich vermehrt.

Falls es dir noch schwerfällt, dieses Gefühl zu empfinden, erlaube dir, es zu lernen. Lege dir ein Dankbarkeitstagebuch an, in das du täglich all die vielen Kleinigkeiten schreibst, die einen dankbaren Gedanken verdienen. Das kann der Duft des Morgenkaffees sein oder das Lachen der Nachbarin. Vielleicht der bequeme Bürostuhl oder die Hilfe des Kollegen. Möglicherweise die Beförderung oder die Gehaltserhöhung. Durchaus auch die kleine Blume am Wegesrand oder der gerade noch erwischte Bus. Werde dir bewusst, dass der Tag unendlich viele Gelegenheiten bietet, Dankbarkeit zu empfinden.

Sprich während des Haltens des EIP Nr. 2 folgende Affirmation/Sätze:

*»Ich bin dankbar für alles,
was das Leben mir schenkt.«*

»Ich bin … (Name), und ich bitte darum, die energetische Information von **Dankbarkeit** in mein Körpersystem einfließen zu lassen.«

»Ich danke der **universellen Liebe, der göttlichen Quelle,** für die Integration von **Dankbarkeit** und bitte darum, die Energie und Information von … (z. B. Verständnislosigkeit, Mangeldenken, Undankbarkeit) aus meinem kompletten **SEIN** zu lösen.«

»Löse sie aus allen **Inkarnationen** und aus meiner **Ahnenreihe** bis zum **Ursprung der Zeit. So sei es! Danke.**«

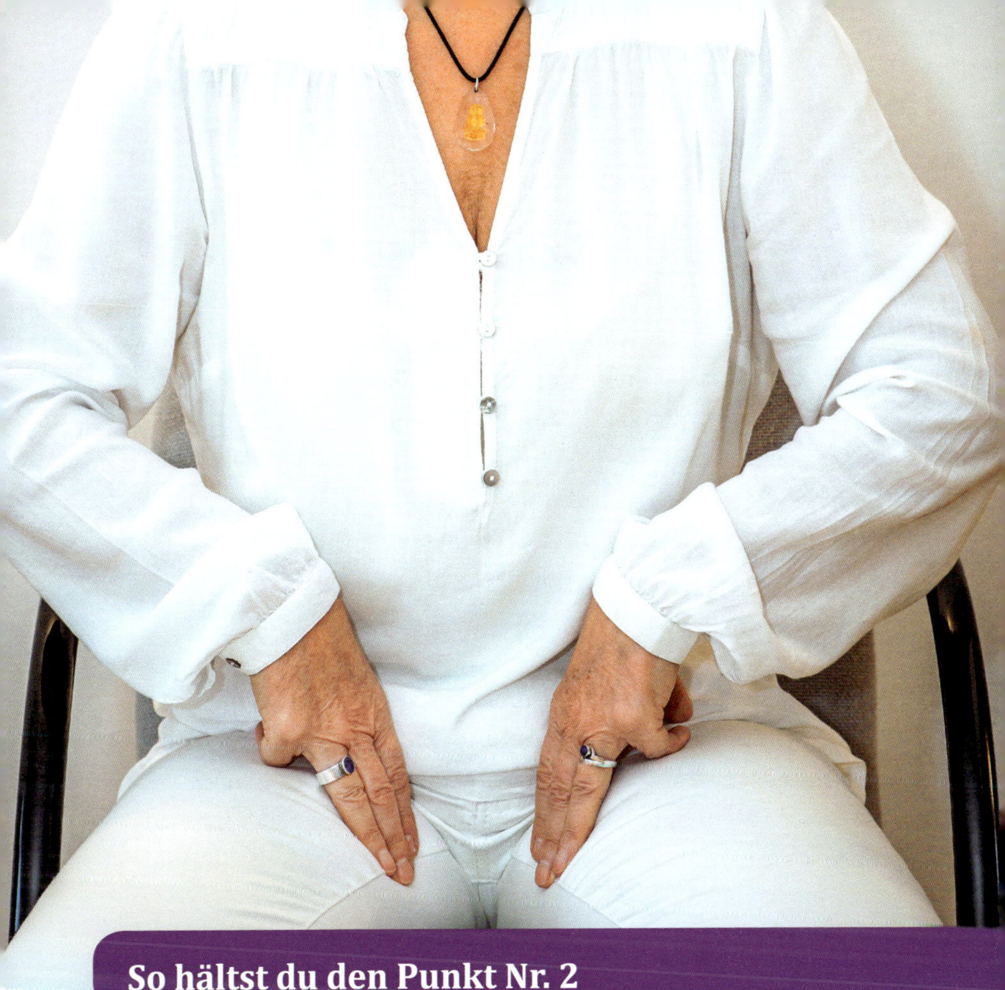

So hältst du den Punkt Nr. 2

Halte mit dem Zeige-, dem Mittel- und dem Ringfinger deiner rechten und linken Hand jeweils die Punkte, die sich ganz oben an der Innenseite deiner Oberschenkel befinden.

EIP Nr. 3

Einfühlsamkeit

Unser ganzes Leben wird beeinflusst von Kommunikation. Seit frühester Kindheit möchten wir uns, unsere Bedürfnisse und Befindlichkeiten mitteilen, damit uns geholfen wird, wir uns verstanden und dadurch besser fühlen. Wenn wir Glück haben, finden wir Menschen, die uns aufmerksam, aktiv und einfühlsam zuhören. Denn nur dann fühlen wir uns ernst genommen und wirklich verstanden. Das Problem dabei ist, dass es für die meisten Menschen viel attraktiver ist, selbst zu sprechen.

Wenn du ein einfühlsamer Gesprächspartner sein willst, dann »stelle dich in die Schuhe deines Gesprächspartners«, versuche, die Welt mit seinen Augen zu sehen. Die innere Erlebniswelt eines jeden Menschen ist unterschiedlich. So, wie jeder Einzelne die Welt sieht, seine ganz persönliche Wirklichkeit wahrnimmt, so wirkt sie auch für ihn. Wir bewerten das Wahrgenommene und entwickeln passende Gefühle, aus denen heraus wir dann handeln.
Zudem wirken noch weitere Faktoren: unsere Glaubensmuster; unsere Prägungen religiöser, moralischer oder philosophischer Natur; unsere Erinnerungen, Hoffnungen und unsere Auffassungen davon, worauf es im Leben ankommt.
Vielen Menschen ist dies nicht bewusst. Sie glauben, dass die Art, wie sie die Dinge betrachten, die einzig richtige oder mögliche ist. Dies führt nicht nur zu Unverständnis und Intoleranz zwischen Menschen, sondern auch zu vielen Problemen.

Wenn du wirklich einfühlsam sein willst, dann werte und richte nicht. Deine Haltung sollte von dem Wunsch geprägt sein, die innere Welt des anderen kennenzulernen und zu verstehen. Einfühlsames Verstehen endet nicht beim Zuhören des Gesagten. Versuche, auch das zu verstehen, was der andere nicht ausspricht, was er »zwischen den Zeilen« äußert. Oft ist dieses Verstehen nur über den Tonfall oder über die Körpersprache möglich.

Willst du einfühlend sein, dann gehe auf die Gefühle und die damit zusammenhängenden Einstellungen, Gedanken, Bewertungen und Handlungsmöglichkeiten deines Gegenübers ein, und stelle währenddessen deine eigenen Sichtweisen und Emotionen – vorläufig – zurück.

Sprich während des Haltens des EIP Nr. 3 folgende Affirmation/Sätze:

»Ich erkenne dein wahres Selbst
und berühre deine Seele,
indem ich fühle, was du fühlst.«

»Ich bin … (Name), und ich bitte darum, die energetische Information von **Einfühlsamkeit** in mein Körpersystem einfließen zu lassen.«

»Ich danke der **universellen Liebe, der göttlichen Quelle,** für die Integration von **Einfühlsamkeit** und bitte darum, die Energie und Information von … (z. B. Gefühllosigkeit, Abgestumpftheit, Gleichgültigkeit) aus meinem kompletten **SEIN** zu lösen.«

»Löse sie aus allen **Inkarnationen** und aus meiner **Ahnenreihe** bis zum **Ursprung der Zeit. So sei es! Danke.**«

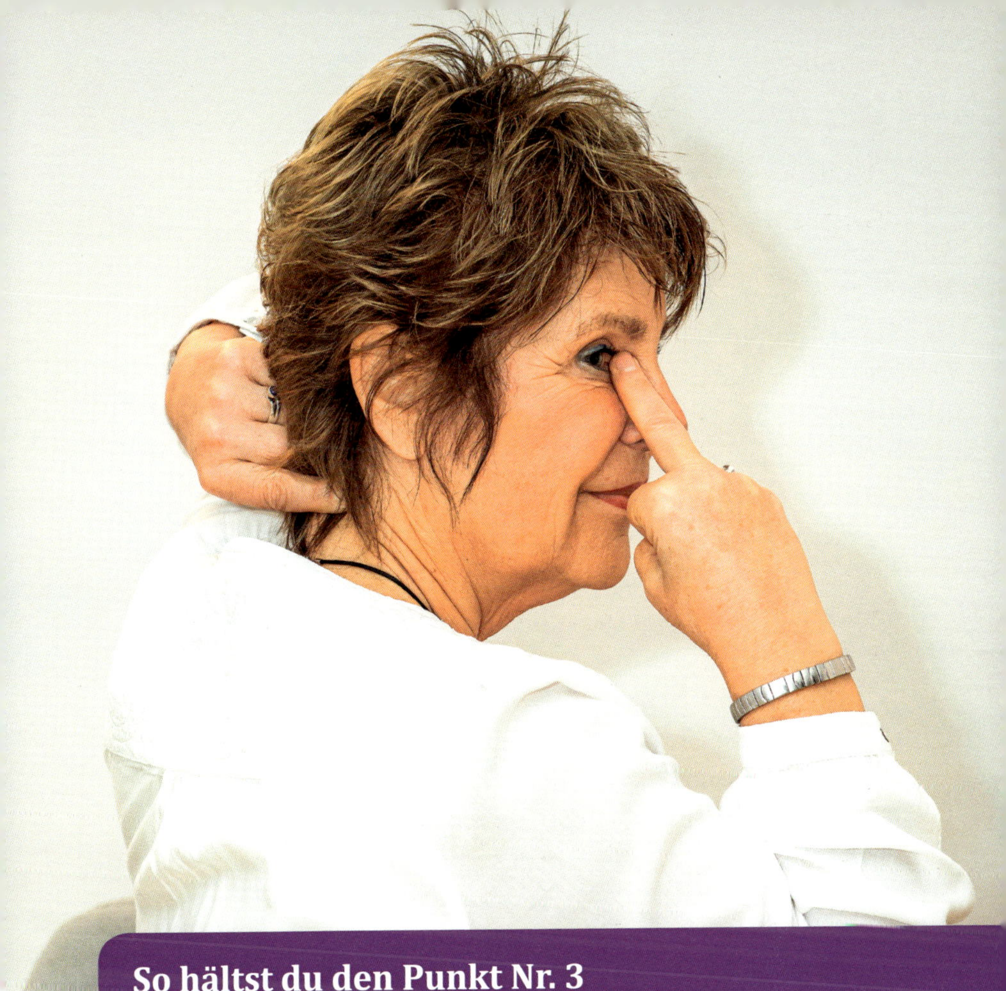

So hältst du den Punkt Nr. 3

Halte mit deinem rechten Mittelfinger den Punkt, der sich am inneren Augenwinkel deines rechten Auges befindet.

Mit dem Daumen und dem Zeigefinger deiner linken Hand hältst du gleichzeitig die Punkte links und rechts der Mitte deiner Halswirbelsäule.

EIP Nr. 4

Freisein

Eine Definition von Freisein ist, keinen äußeren oder inneren Zwängen folgen zu müssen. Für manch einen bedeutet, frei zu sein, keine häuslichen, familiären oder finanziellen Verpflichtungen zu haben, frei **von** Anweisungen, Unterdrückung und Verboten zu sein. Jedoch gibt es auch ein Freisein **für** Reisen, neue Partner, andere Jobs, fremde Länder. Als Drittes gibt es auch ein Freisein, **zu** dürfen, zu träumen, uns etwas zuzutrauen und Grenzen zu sprengen.

Wir kennen aber auch ein Freisein, das nicht von äußeren Umständen abhängt, das uns Kraft und Energie spendet, wenn alles um uns herum aus dem Ruder läuft.
Das innerliche Freisein kann uns niemand nehmen, auch unter extremsten Bedingungen nicht. Selbst Menschen, die jeglicher äußerer Freiheit beraubt wurden, denen jedes Recht, jeder Besitz, jeder Anspruch auf das Menschsein genommen wurden, können innerlich frei sein. Denn sich innerlich frei zu fühlen, heißt, ganz im Moment zu sein. Ohne Dramen, ohne Überlegungen, ohne Sorgen oder Urteile.

Für dieses Freisein kannst du selbst etwas tun. Finde zu deiner inneren Freiheit, und besinne dich auf deine dir innewohnende Kraft. Mit etwas Routine, Achtsamkeit und mithilfe der nachfolgend angeführten Tipps kannst du immer einfacher das Gefühl von innerem Freisein erlangen.

Beginne damit, deine Sprache zu ändern. »Ich will …«, »Ich kann …«, »Ich darf …« sind Formulierungen, die frei machen.
»Ich muss …« hingegen lässt dich unfrei sein.

Sprenge deine Grenzen. Die Gedanken »Ich darf das nicht«, »Das tut man nicht«, »Das gehört sich nicht« usw. verhindern, dass du Schritte unternimmst, die dir Freiraum verschaffen. Überlege, was du tun würdest, wenn du so könntest, wie du wolltest. Dann unternimm deine ersten Schritte – verlasse deine Komfortzone.

Atme. Es mag banal klingen, jedoch ist bewusstes Atmen der erste Schritt, um ganz im Moment anzukommen. Atme tief und bewusst ein und aus. Sollten deine Gedanken abschweifen, konzentriere dich wieder auf deinen Atem. Je öfter du dies übst, desto leichter gelingt es dir.

Sprich während des Haltens des EIP Nr. 4 folgende Affirmation/Sätze:

»Ich bin bereit, die mir innewohnende Kraft wahrzunehmen und weise anzuwenden – dadurch bin ich frei in meinem Sein und Tun.«

»Ich bin … (Name), und ich bitte darum, die energetische Information von **Freisein** in mein Körpersystem einfließen zu lassen.«

»Ich danke der **universellen Liebe, der göttlichen Quelle,** für die Integration von **Freisein** und bitte darum, die Energie und Information von … (z. B. Gebundensein, Enge, Abhängigkeit) aus meinem kompletten **SEIN** zu lösen.«

»Löse sie aus allen **Inkarnationen** und aus meiner **Ahnenreihe** bis zum **Ursprung der Zeit. So sei es! Danke.**«

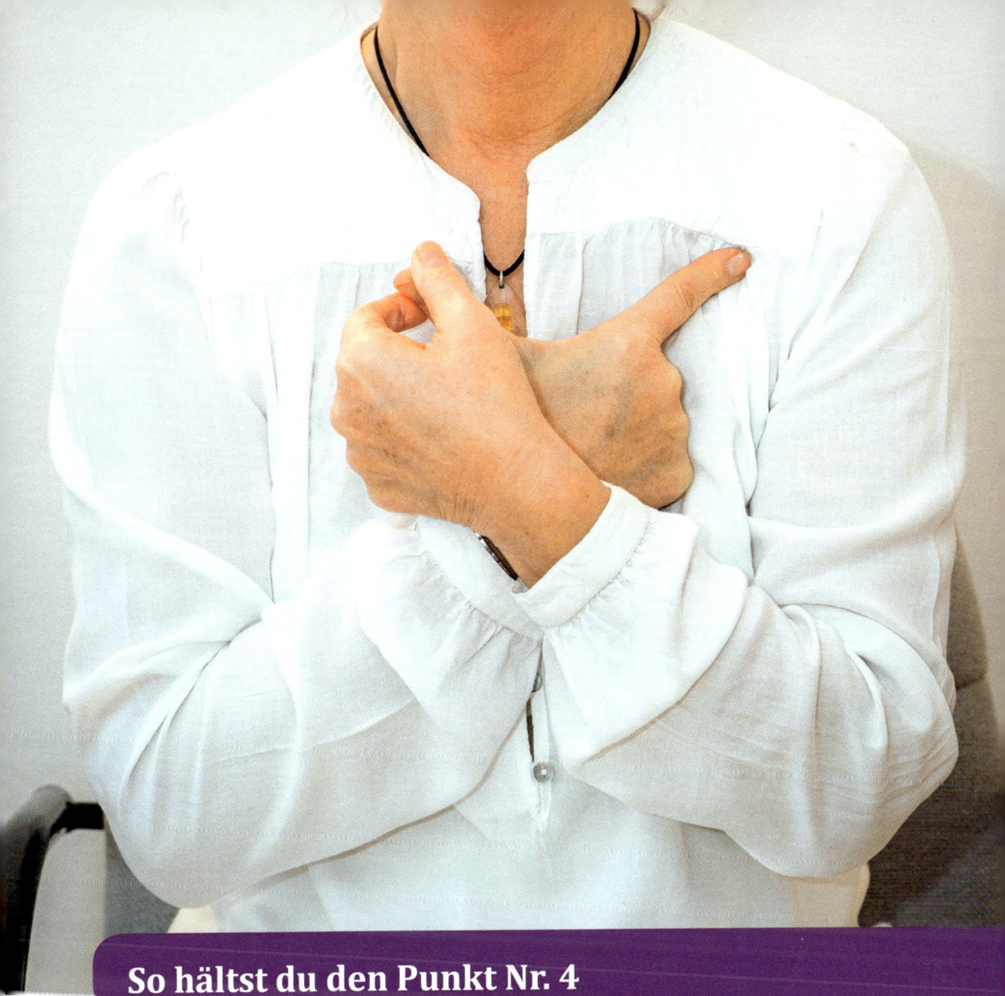

So hältst du den Punkt Nr. 4

Halte mit deinem rechten Zeigefinger den Punkt, der sich einen Daumenbreit unter deinem linken Schlüsselbein befindet. Den Daumen spreizt du dabei ab.

Mit dem Daumen und dem Zeigefinger deiner linken Hand hältst du gleichzeitig deinen rechten Daumen seitlich an der Nagelfalz.

EIP Nr. 5

Frieden

Es gibt den großen Frieden zwischen Ländern und Völkern und den kleinen Frieden: einen Zustand der Stille, Ruhe und Harmonie in uns, der die Voraussetzung für den großen Frieden ist. Frieden ist ein heilsames Befinden ohne Störungen oder Beunruhigungen. Wir ruhen in uns selbst, sind im Einklang mit uns und unserer Umgebung und fühlen uns sicher und geborgen.

Vielen Menschen fällt es schwer, diesen Zustand bewusst herbeizuführen. Meist stehen wir unter Druck, ständig klingelt das Handy, und wir fühlen uns gehetzt und gestresst. Die täglichen Herausforderungen lassen uns nicht zur Ruhe kommen und fordern ihren Tribut. Unsere Gedanken kreisen in einer negativen Dauerschleife, und unsere Unzufriedenheit wächst.
Vielleicht erkennen wir gar nicht genau, was uns belastet und in uns abläuft. Umso wichtiger ist es, uns auf uns selbst zurückzubesinnen und zu erkennen, wie es in unserem Inneren aussieht. Sonst projizieren wir unsere negativen Emotionen und Frustrationen in die Außenwelt. Wir neigen dann dazu, ausschließlich im Außen zu sein und dort alles zu verurteilen, was schiefläuft.

Wie du zu innerem Frieden gelangen kannst, ohne dafür z. B. ein Retreat auf den Malediven zu buchen:

» Höre auf, zu müssen! Dieses Müssen treibt dich in den Wahnsinn. Es stresst dich, macht dich nervös und hält dich garantiert davon ab, inneren Frieden zu finden.

» Suche und fördere den Kontakt zu Menschen, von denen du dich verstanden, geliebt und unterstützt fühlst.

» Besuche regelmäßig Orte oder Plätze, an denen du dich wohlfühlst.

» Höre auf, andere beeindrucken zu wollen. Was andere von dir denken, kannst du ohnehin nicht beeinflussen. Auch du kannst es nicht allen recht machen und nicht von allen gemocht werden. Überlege nicht, was andere denken könnten, sondern höre auf dein eigenes Gefühl.

» Praktiziere Vergebung – dir selbst und anderen gegenüber.

» Fühle dich nicht immer für alles und jeden verantwortlich. Lade dir nicht das Leid der Welt auf deine Schultern. Du bist nicht dafür verantwortlich, wenn es anderen schlecht geht. Du kannst nicht jeden retten oder glücklich machen.

Sprich während des Haltens des EIP Nr. 5 folgende Affirmation/Sätze:

»Ich finde Frieden in mir und schließe Frieden mit mir selbst, auch mit meinen dunklen Seiten, denn ich bin bereit, sie mir anzuschauen und sie dadurch zu erlösen.«

»Ich bin … (Name), und ich bitte darum, die energetische Information von **Frieden** in mein Körpersystem einfließen zu lassen.«

»Ich danke der **universellen Liebe, der göttlichen Quelle,** für die Integration von **Frieden** und bitte darum, die Energie und Information von … (z. B. Wut, Aggressivität, Streitsucht) aus meinem kompletten **SEIN** zu lösen.«

»Löse sie aus allen **Inkarnationen** und aus meiner **Ahnenreihe** bis zum **Ursprung der Zeit. So sei es! Danke.**«

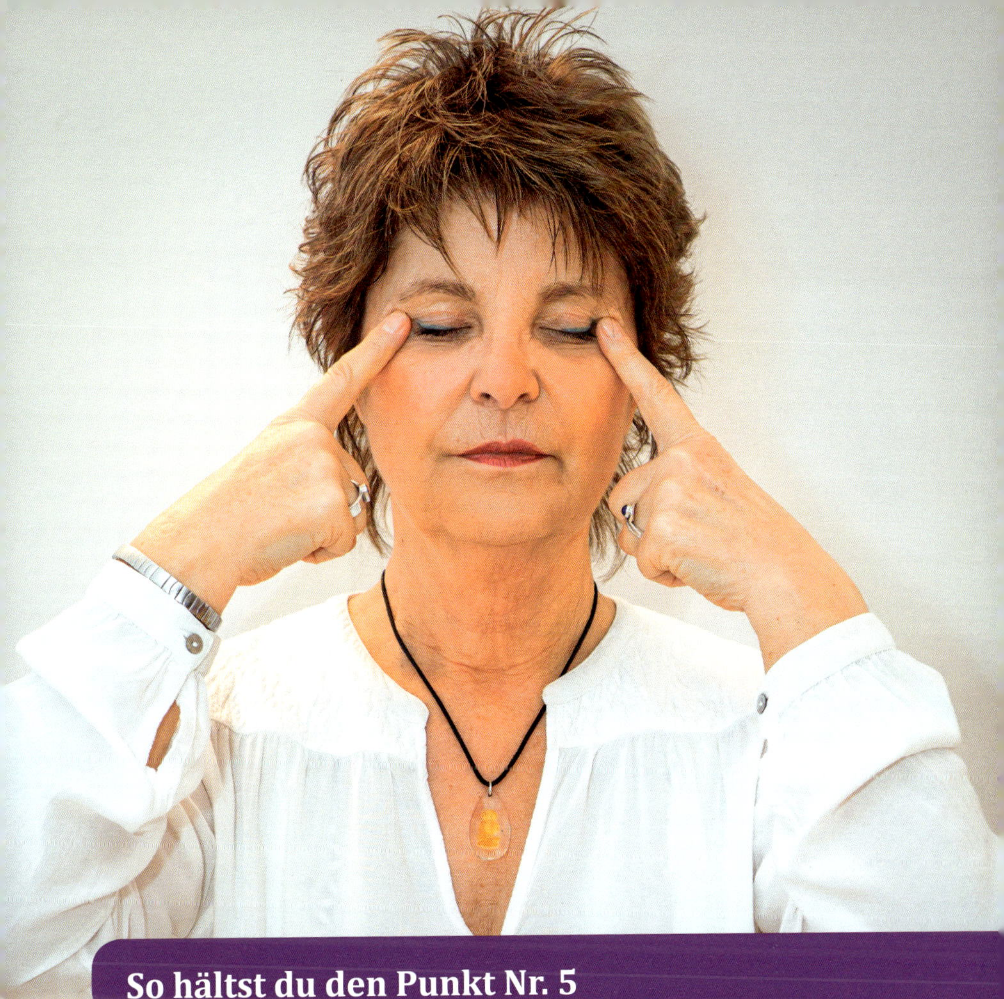

So hältst du den Punkt Nr. 5

Halte mit deinen Zeigefingern jeweils die Punkte an den außeren Augenwinkeln.

EIP Nr. 6

Gottvertrauen

Egal, ob jung oder alt – wir alle kennen gute und schlechte Zeiten, die Höhen und Tiefen des Lebens. Während uns in der Jugend der erste Herzschmerz, Intrigen in der Schule und Machtkämpfe mit den Eltern belasten, sind es später im Leben eher Nachrichten von Naturkatastrophen oder Kriegen, existenzielle Probleme, Verlust oder Krankheit, die uns Angst machen und uns den Schlaf rauben.
Dann merken wir, wie schwer es uns oft fällt, trotzdem hoffnungsvoll und voller Gottvertrauen durchs Leben zu gehen. Es braucht Mut, uns unsere Ohnmacht einzugestehen und uns ganz zuversichtlich in Gottes Hände zu begeben.

Gottvertrauen heißt aber nicht, dass du den Verstand ausschaltest und untätig alles auf dich zukommen lässt. Du bist eingeladen, weise, besonnen und verantwortungsvoll mit herausfordernden Situationen und Krisen umzugehen. Wisse dich dabei in allem ganz und gar in Gottes Hand, und vertraue ihm dein Leben an. Dann musst du weder mit panischem Aktionismus noch mit lähmender Angst reagieren.
Wenn du auf Gott vertraust, weißt du, dass Gott auch durch deine Unvollkommenheit und deine Fehler wirkt. Das gibt dir die nicht begründbare Überzeugung, dass du selbst Teil eines kosmischen Ganzen bist und dass du alles, was du selbst nicht ändern kannst, voller Zuversicht Gott übergeben kannst.

Gott stellt dir die Aufgaben, die du erledigen sollst, und gibt dir die Fähigkeiten, Kräfte und Mittel, um sie erledigen zu können.

Um dieses Gottvertrauen in dir noch zu stärken, unternimm täglich etwas, was du sonst nicht tun würdest, was jedoch Gottvertrauen für dich zum Ausdruck bringt. Sieh dabei in jedem Lebewesen, ob nun Mensch, Tier oder Pflanze, Gottes Werk. Vertraue diesem Werk, indem du z. B. einen gebrauchten Gegenstand kaufst, ohne diesen vorher von einem Gutachter testen zu lassen. Oder du besiegelst ein Geschäft nur mit Handschlag, ohne Vertrag.

Ganz gleich, vor welcher Herausforderung du gerade stehst, welchen Kampf du führst, welche Gelegenheit sich dir bietet oder welches Hindernis sich vor dir auftürmt – entscheide dich, Gott zu vertrauen. Er wird dich nicht im Stich lassen.

Sprich während des Haltens des EIP Nr. 6 folgende Affirmation/Sätze:

»Tief in mir schlummert ein göttliches Potenzial, eine Kraft, die meinen Körper, meine Beziehungen und mein Leben heilen kann.«

»Ich bin … (Name), und ich bitte darum, die energetische Information von **Gottvertrauen** in mein Körpersystem einfließen zu lassen.«

»Ich danke der **universellen Liebe, der göttlichen Quelle,** für die Integration von **Gottvertrauen** und bitte darum, die Energie und Information von … (z. B.Sorge, Skepsis, Ungeduld) aus meinem kompletten **SEIN** zu lösen.«

»Löse sie aus allen **Inkarnationen** und aus meiner **Ahnenreihe** bis zum **Ursprung der Zeit. So sei es! Danke.«**

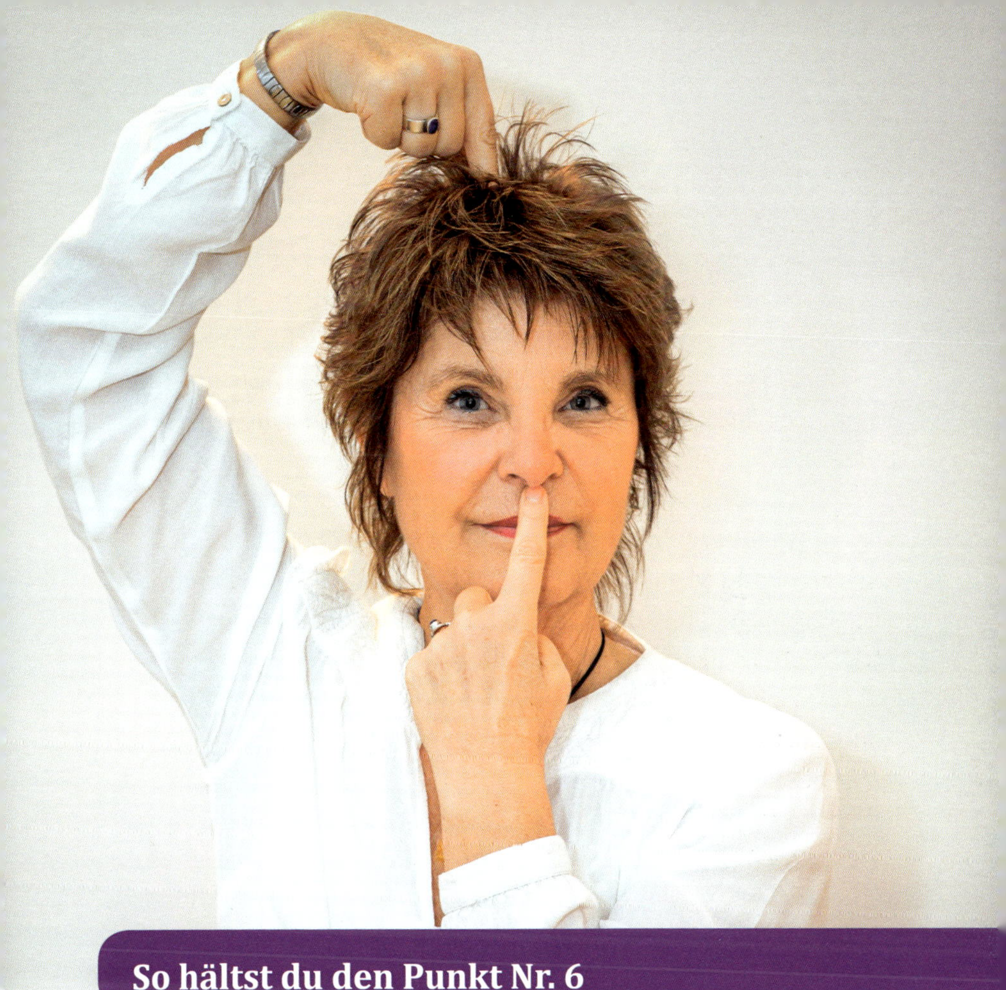

So hältst du den Punkt Nr. 6

Lege deinen linken oder rechten Zeigefinger auf die Fontanelle.

Mit dem Zeigefinger deiner anderen Hand hältst du den Punkt, der sich in der Vertiefung zwischen Nase und Oberlippe befindet.

EIP Nr. 7

Hingabe

Halbherzigkeit, Inkonsequenz oder Widersprüchlichkeit beherrschen das Handeln vieler Menschen. Ein wenig hiervon, ein bisschen davon und etwas dazwischen – wahre Hingabe sieht anders aus. Um sich konsequent und zu einhundert Prozent einer Sache zu verschreiben oder einem Menschen zuzuwenden, ist es notwendig, zu einem gewissen Grad die Kontrolle abzugeben und den Kopf auszuschalten. Auch sollten wir akzeptieren, dass wir emotional verletzt werden könnten, denn Hingabe und Verletzlichkeit liegen nahe beieinander. Die tiefsten Verletzungen verursachen jedoch fehlendes Vertrauen und die Angst vor Kontrollverlust.

Ich erinnere mich noch gut an die Zeit, in der mich wöchentlich schwere Migräneanfälle heimsuchten. Meine Angst, dass dies während eines Coachings oder eines Seminars geschehen könnte, erschwerte die ganze Situation. Erst als ich während einer besonders schlimmen Attacke meinen Widerstand aufgab und mich vor den Augen meiner Teilnehmer schluchzend und wimmernd dem Schmerz hingab, durfte ich erleben, was es heißt, Mitgefühl und Hilfe zu erfahren. Statt Ablehnung und Unverständnis brachte man mir Zuneigung und Herzlichkeit entgegen.

Hingabe lässt sich nicht erzwingen, jedoch bis zu einem gewissen Grad erlernen. Dafür ist es notwendig, dass du bereit bist, auch Verluste in Kauf zu nehmen. Denn je mehr du dich einer Sache wirklich verschreibst, desto mehr müssen andere Bereiche dafür zurücktreten. Deine Prioritäten verschieben sich, und so manches darfst du dafür aufgegeben.

Lerne immer mehr, dich dem hinzugeben, was gerade ist, auch und gerade dann, wenn es dir nicht gefällt. Das Leben zeigt dir immer deutlicher, was es sich von dir wünscht, wenn du aufhörst, alles planen zu wollen. Genieße es, die Kontrolle abzugeben.

Teile dem Leben mit, dass du bereit bist, dich seiner Führung unterzuordnen. Sage ihm, dass du deine Sinne für seine Hinweise öffnest und dir Informationen aus allen erdenklichen Quellen wünschst, die dir zeigen, was für dich und dein Sein das Richtige ist.

Gib den Kampf auf. Übe Hingabe, und erlaube dir, dich fallen zu lassen. Du wirst dann bemerken, dass harte Muskeln sich entspannen, tiefe Falten sich mildern und dein Atem locker und weich wird. Das Leben wartet mit offenen Armen auf dich. Es will dich beschenken und mit dir feiern.

Gib dich dem Leben, der Liebe, allem hin, was ist. Denn Hingabe ist ein bedingungsloses »Ja« zum Leben, ein »Ja« zum Sein.

Sprich während des Haltens des EIP Nr. 7 folgende Affirmation/Sätze:

»Ich überlasse mich dem Fluss des Lebens.«

»Ich bin … (Name), und ich bitte darum, die energetische Information von **Hingabe** in mein Körpersystem einfließen zu lassen.«

»Ich danke der **universellen Liebe, der göttlichen Quelle,** für die Integration von **Hingabe** und bitte darum, die Energie und Information von … (z. B. Abwehr, Widerstand, Rechtfertigung) aus meinem kompletten **SEIN** zu lösen.«

»Löse sie aus allen **Inkarnationen** und aus meiner **Ahnenreihe** bis zum **Ursprung der Zeit. So sei es! Danke.**«

So hältst du den Punkt Nr. 7

Halte mit deinem linken Zeige-, Mittel- und Ringfinger dein rechtes Handgelenk unterhalb des Ballens.

Gleichzeitig halte deinen linken Ellenbogenknochen innen. Da du aus anatomischen Gründen nicht selbst beide Punkte gleichzeitig halten kannst, brauchst du entweder eine Person, die für dich einspringt und dir hilft, oder du hältst diesen Punkt am Ellenbogen mental.

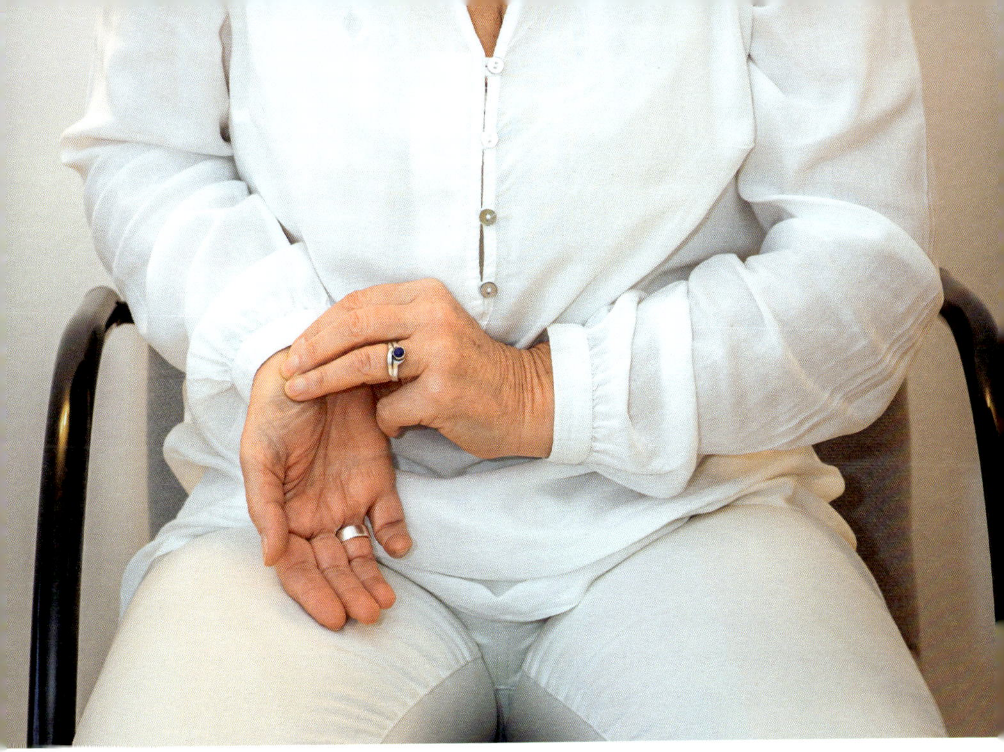

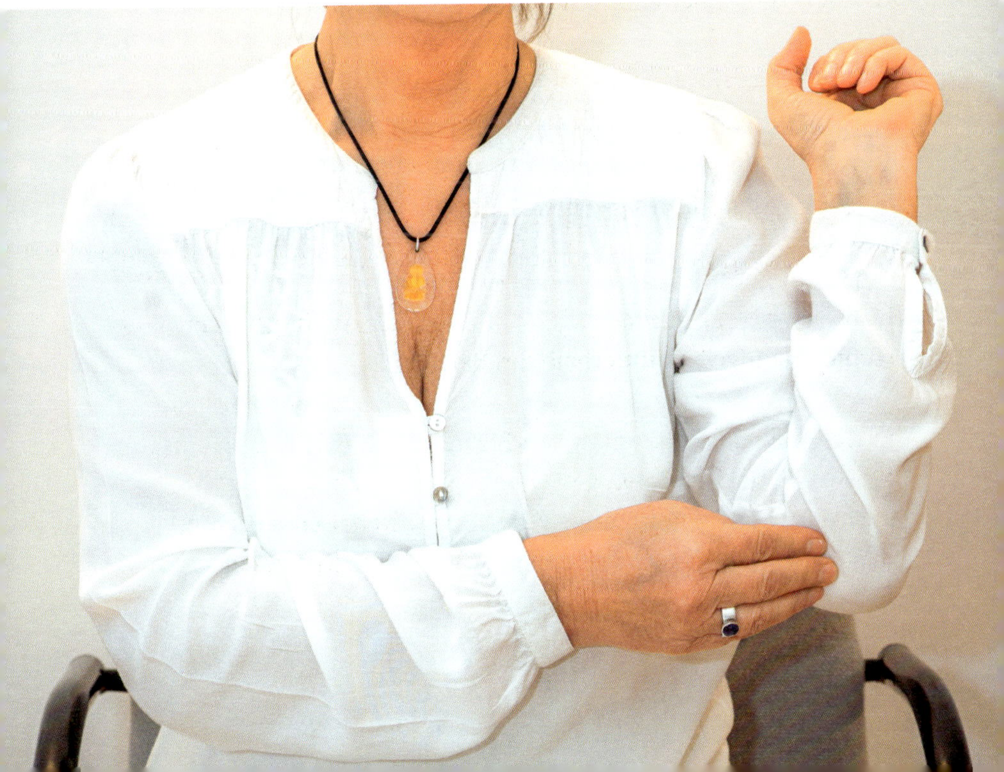

EIP Nr. 8

Hoffnung

Der Antrieb für menschliches Handeln ist die Hoffnung. Wir tun nichts, ohne uns etwas davon zu erhoffen oder uns zu versprechen. Nur, wer die Hoffnung hat, eine Prüfung zu bestehen, beginnt, dafür zu lernen. Hoffnung gibt Kraft, verleiht Mut und verhilft zu Ausdauer. Sie trägt durch schwere Zeiten und lässt uns durchhalten.

Wir leben heutzutage jedoch in einer Welt, die immer mehr von unserem Verstand bestimmt wird. Angst und die Sorge, dass das Erwünschte nicht eintreten wird, machen sich breit. Wir müssen uns nicht wundern, wenn wir verzweifeln, da die Unabsehbarkeit der Zukunft uns vor Augen führt, dass es keine Erfolgsgarantien gibt.
Tritt Hoffnungslosigkeit ein, macht dich dies selbst für die offensichtlichsten Lösungen blind. Sie lässt dich den Blick für eine positive Zukunft verlieren. Hoffnung zu haben, bedeutet, den Glauben und die Zuversicht nicht zu verlieren.

Hoffnung entsteht dann, wenn du daran glaubst, dass es eine Lösung gibt, auch wenn du sie noch nicht siehst, weil sie in der Zukunft liegt. Wenn du fest mit einem guten Ausgang rechnest, wird dir das Leben helfen. Es wird dir den Weg zum Ziel unter die Füße schieben. Es wird Mittel finden, dich so zu lenken, dass du dein Ziel erreichst.
Keine Situation ist hoffnungs- oder ausweglos, solange du sie nicht als solche einstufst.

Hoffnung äußert sich durch die Einstellung, dass sich Negatives zu Positivem wandeln kann, die Zuversicht, dass sich beispielsweise deine finanzielle Situation bessert, der Konflikt mit deinem Chef sich auflöst, die schlimme Nachricht sich als Missverständnis entpuppt. Durch die Vorstellung, dass du zum Bewerbungsgespräch eingeladen wirst, den Zuschlag für die Mietwohnung erhältst, das Klärungsgespräch zum Freundschaftserhalt führt. Durch den Gedanken, dass Frieden in der Familie herrscht, dass das Geld bis zum Monatsende reicht und dass die Krankheit durch eine Ernährungsumstellung behandelbar wird.

Fülle dein Leben mit positiven Aktivitäten, erinnere dich an deine vergangenen Erfolge, schreibe mögliche positive Ergebnisse auf, stelle dir hilfreiche Fragen, suche dir positive Leitbilder. All dies unterstützt deine Zuversicht und stärkt deine Hoffnung.

Sprich während des Haltens des EIP Nr. 8 folgende Affirmation/Sätze:

*»Ich erhalte die Hilfe der Engel
und der Wesen der höchsten Ebene,
der Liebe und des Lichts, die in der
unmittelbaren Nähe Gottes wohnen.«*

»Ich bin … (Name), und ich bitte darum, die energetische Information von **Hoffnung** in mein Körpersystem einfließen zu lassen.«

»Ich danke der **universellen Liebe, der göttlichen Quelle,** für die Integration von **Hoffnung** und bitte darum, die Energie und Information von … (z. B. Hoffnungslosigkeit, Verzweiflung, Sorge) aus meinem kompletten **SEIN** zu lösen.«

»Löse sie aus allen **Inkarnationen** und aus meiner **Ahnenreihe** bis zum **Ursprung der Zeit. So sei es! Danke.**«

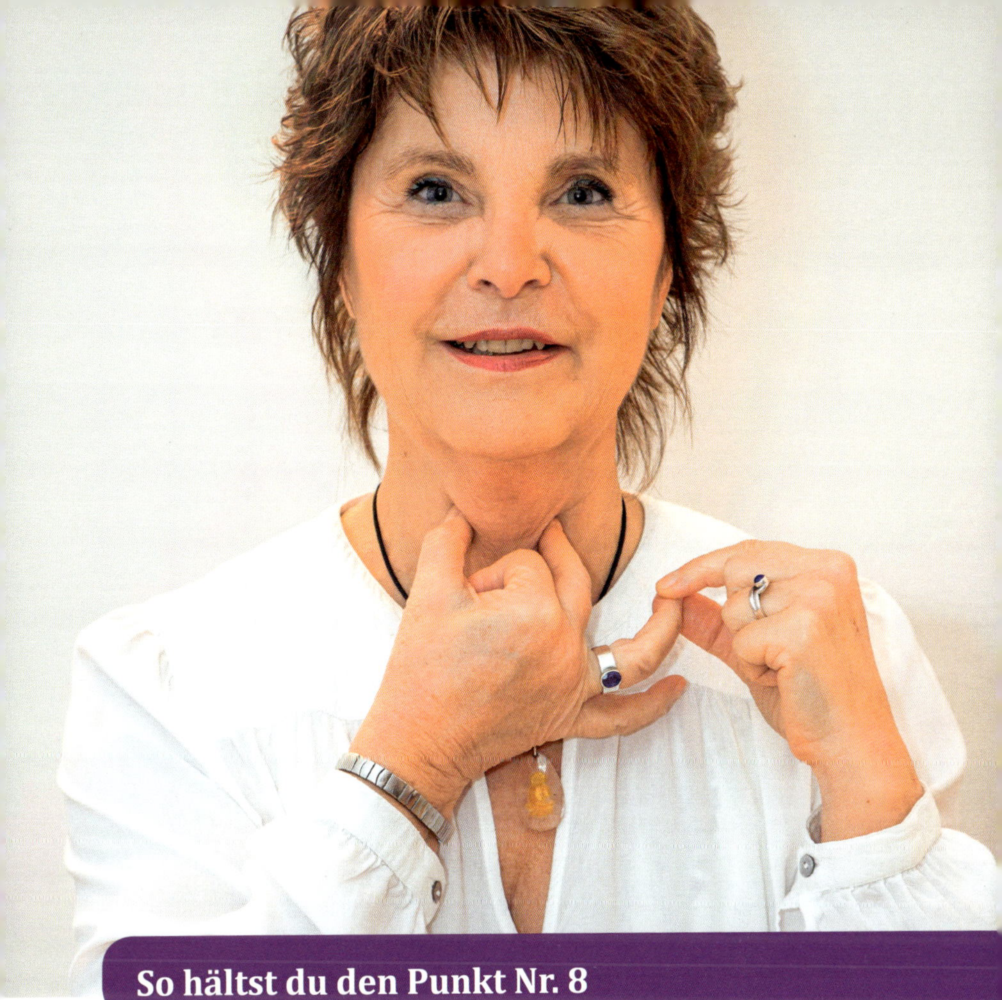

So hältst du den Punkt Nr. 8

Mit dem Daumen und Mittelfinger deiner rechten Hand hältst du die Punkte links und rechts neben deinem Kehlkopf. Den Ringfinger und den kleinen Finger spreizt du dabei ab.

Halte mit dem Daumen und dem Zeigefinger deiner linken Hand gleichzeitig die Kuppe deines rechten Ringfingers an der seitlichen Nagelfalz.

EIP Nr. 9

Inspiration/ göttliche Führung

Die Inspiration/göttliche Führung ist untrennbar mit unserem Hohen Selbst verbunden. Lasse uns zuerst kurz den Begriff »Hohes Selbst« klären. Es ist dein Ich, das auch als »wahres Ich« oder »höheres Bewusstsein« bezeichnet wird. Es ist viel mehr als die körperliche Form, die du als »Ich« wahrnimmst. Dein Hohes Selbst entspringt der Unendlichkeit, es ist der Aspekt, der mit allem verbunden ist – dein wahres, höchstes, größtes, unendliches Sein.
Hören wir auf das Hohe Selbst, sind die Kanäle frei für Inspiration und göttlich Führung. Wir sind dann nicht mehr eingeengt durch Erziehung, Glaubenssätze, Dogmen oder unbefriedigte Bedürfnisse. Wir nehmen Impulse wahr und fühlen uns unmerklich gelenkt und geführt. Diese spontanen Eingebungen, Einfälle, Aha-Erlebnisse – alles Synonyme für Intuition – tauchen meist dann auf, wenn wir es schaffen, die verinnerlichten Stimmen der Eltern oder des Kindes zum Schweigen zu bringen. Dann kommen in unerwarteten Momenten plötzliche Ideen, die manchmal wie Erleuchtungen anmuten.

Um dieser leisen inneren Stimme der Intuition zu folgen und dich der göttlichen Führung zu überlassen, braucht es einige Übung. Mache dir dafür bewusst, in welchen Lebenssituationen du krampfhaft versuchst, deinen Egowillen durchzusetzen. Beobachte auch, wo und wann dir dies gelingt und zu welchem Preis. Dann beginne, die Situationen zu ändern, die dir zu viel abverlangen. Auch bei scheinbaren Kleinigkeiten steht der Egowille oft

im Weg. Beispielsweise möchtest du im Restaurant unbedingt ein bestimmtes Gericht, das aber nicht auf der Speisekarte steht. Mit deinem Ärger darüber vermiest du dir und anderen die Stimmung und verpasst es, eine neue Erfahrung zu machen. Ist es das wert?
Öffne dich für die Möglichkeit, dass dein Leben leichter, bunter und auch reicher sein kann. Lasse dich auf eine Zeit des Experimentierens ein, in der du übst, Dinge einfach geschehen zu lassen. Eine Zeit des Zulassens und des Loslassens.

Höre auf dein Herz, es kennt deinen Weg. Erkenne in allem, was dich inspiriert oder triggert, deine göttliche Führung. Erkenne, dass du nie getrennt bist, dass die göttliche Führung ein Teil von dir ist. Damit ermöglichst du dir neue Erfahrungen auf dem Weg des Fließens und Geschehenlassens. Deine göttliche Führung ist unabänderlich und unfehlbar. Mit diesem Vertrauen kannst du ihr die Leitung überlassen und deine »Ich-will-aber-Perspektive« verlassen.

Wenn du auf deine göttliche Führung vertraust …

» lernst du, die Zeichen deines Hohen Selbst immer leichter zu interpretieren.
» wirst du weniger Angst empfinden.
» wirst du dich als kreativer erleben.
» wirst du geduldiger und toleranter.
» lernst du, den Moment zu lieben.
» wirst du dich selbst immer mehr verwirklichen.
» wirst du dankbarer für das, was gerade ist.

Sprich während des Haltens des EIP Nr. 9 folgende Affirmation/Sätze:

»Mein Hohes Selbst ist meine einzige Autorität.«

»Ich bin … (Name), und ich bitte darum, die energetische Information von **Inspiration/göttlicher Führung** in mein Körpersystem einfließen zu lassen.«

»Ich danke der **universellen Liebe, der göttlichen Quelle,** für die Integration von **Inspiration/göttlicher Führung** und bitte darum, die Energie und Information von … (z. B. Zweifel, Angst, Misstrauen) aus meinem kompletten **SEIN** zu lösen.«

»Löse sie aus allen **Inkarnationen** und aus meiner **Ahnenreihe** bis zum **Ursprung der Zeit. So sei es! Danke.**«

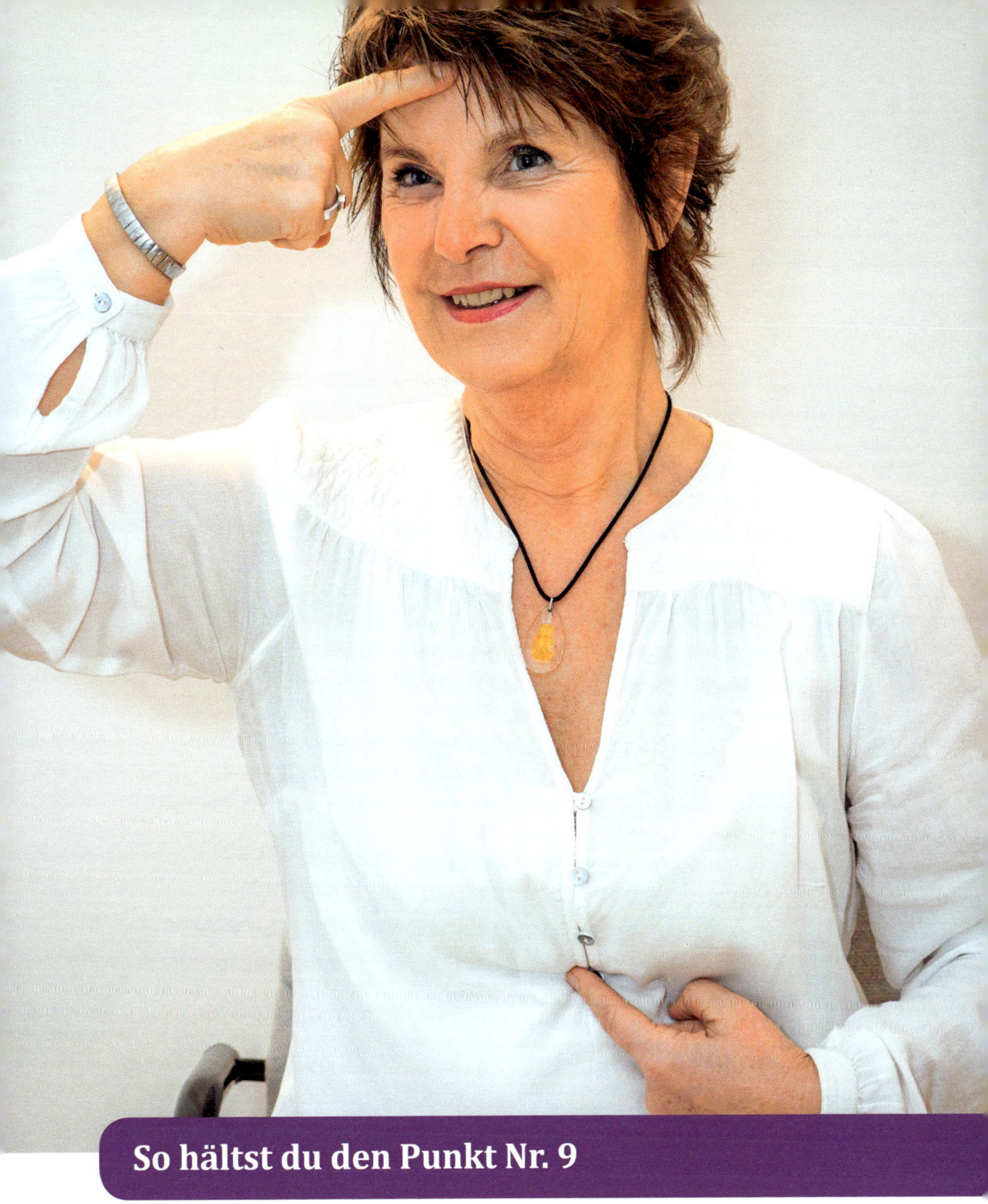

So hältst du den Punkt Nr. 9

Halte mit deinem linken oder rechten Zeigefinger den Punkt in der Mitte deines Haaransatzes.

Den Zeigefinger der anderen Hand legst du gleichzeitig auf die Spitze deines Brustbeins.

EIP Nr. 10

Kraft

Jeder gesunde Mensch kommt mit einem enormen Kraftreservoir auf die Welt. Dr. med. Walter Grein, der mich vor fast 30 Jahren über längere Zeit als Seminarleiter beeindruckte, sagte häufig: »Wir werden als Riesen geboren und zu Zwergen erzogen.« Dieser Satz begleitete meine weitere Entwicklung, und immer, wenn ich mich wie ein Zwerg fühlte, dachte ich daran, was ein Riese jetzt wohl tun würde.
Wenn wir also mit einer verborgenen Kraftquelle geboren werden und uns der Zugang dazu versperrt wurde, dann können wir diesen auch wieder freischaufeln.

Das neudeutsche Wort »Resilienz« besagt, dass Menschen schwierige Lebenssituationen ohne anhaltende Beeinträchtigung oder bleibenden Schaden überstehen. Entweder haben diese Menschen den Zugang zu ihrem inneren Kraftreservoir nie verloren, oder sie haben ihn irgendwann wiedergefunden. Was andere schwächt, ihnen schadet oder sie gar zerstört, können diese Menschen nicht nur aushalten, es stärkt sie häufig sogar zusätzlich.

Damit du schwierige Umstände als Herausforderung annehmen kannst und nicht bei Druck oder Rückschlägen kapitulierst, trainiere deine innere Kraft. Du brauchst sie z. B., um mit schweren Situationen und Schicksalsschlägen gut umgehen zu können, Versuchungen zu widerstehen oder Prüfungen zu bestehen. Sie kann dich auch vor unethischen Schritten bewahren oder dich in deiner Einstellung bestärken. Echte innere Kraft ist ein Geisteszustand, der dadurch entsteht, dass du den Drang oder Willen zur Macht in dein Inneres richtest. Jedes Mal, wenn du deine innere Quelle anzapfst, sprudelt sie stärker. Nutze dafür die Kraft des positiven Denkens. Vertraue auf ein »Ich schaffe das« oder »Es gelingt mir täglich besser«, statt dich in Selbstzweifeln zu verlieren.

Arbeite mit deinen Zielen. Bastle dir imaginäre Zielvorstellungen. Halte dir dein Ziel immer und immer wieder vor Augen. Vergegenwärtige dir auf einer imaginären Leinwand, wie du ungute Situationen bewältigst, Schwierigkeiten überwindest und wie du dich dabei fühlst. Schaue dir diesen Film innerlich immer wieder an, und sei ganz im Erleben dabei. Werde selbst zum Hauptdarsteller in deinen Vorstellungen.

Gib nicht auf! Behalte dein Ziel immer im Auge, und bleibe mutig. Bedanke dich für die Herausforderung, die dir das Leben bietet. Dadurch holst du dich selbst aus deiner Komfortzone. Jeder, der dich mit einer anderen Sichtweise auf das Leben konfrontiert, gibt dir die Möglichkeit, dein Bewusstsein zu erweitern. Alle Schicksalsschläge geben dir die Chance, zu erwachen und deine innere Kraft zu stärken.

Sprich während des Haltens des EIP Nr. 10 folgende Affirmation/Sätze:

»Ich stehe zu meiner inneren Kraft und gelobe, sie ausschließlich zu meinem Wohle in Verbindung mit dem Wohle aller einzusetzen.«

»Ich bin … (Name), und ich bitte darum, die energetische Information von **Kraft** in mein Körpersystem einfließen zu lassen.«

»Ich danke der **universellen Liebe, der göttlichen Quelle,** für die Integration von **Kraft** und bitte darum, die Energie und Information von … (z. B. Schwäche, Ohnmacht, Hilflosigkeit) aus meinem kompletten **SEIN** zu lösen.«

»Löse sie aus allen **Inkarnationen** und aus meiner **Ahnenreihe** bis zum **Ursprung der Zeit. So sei es! Danke.**«

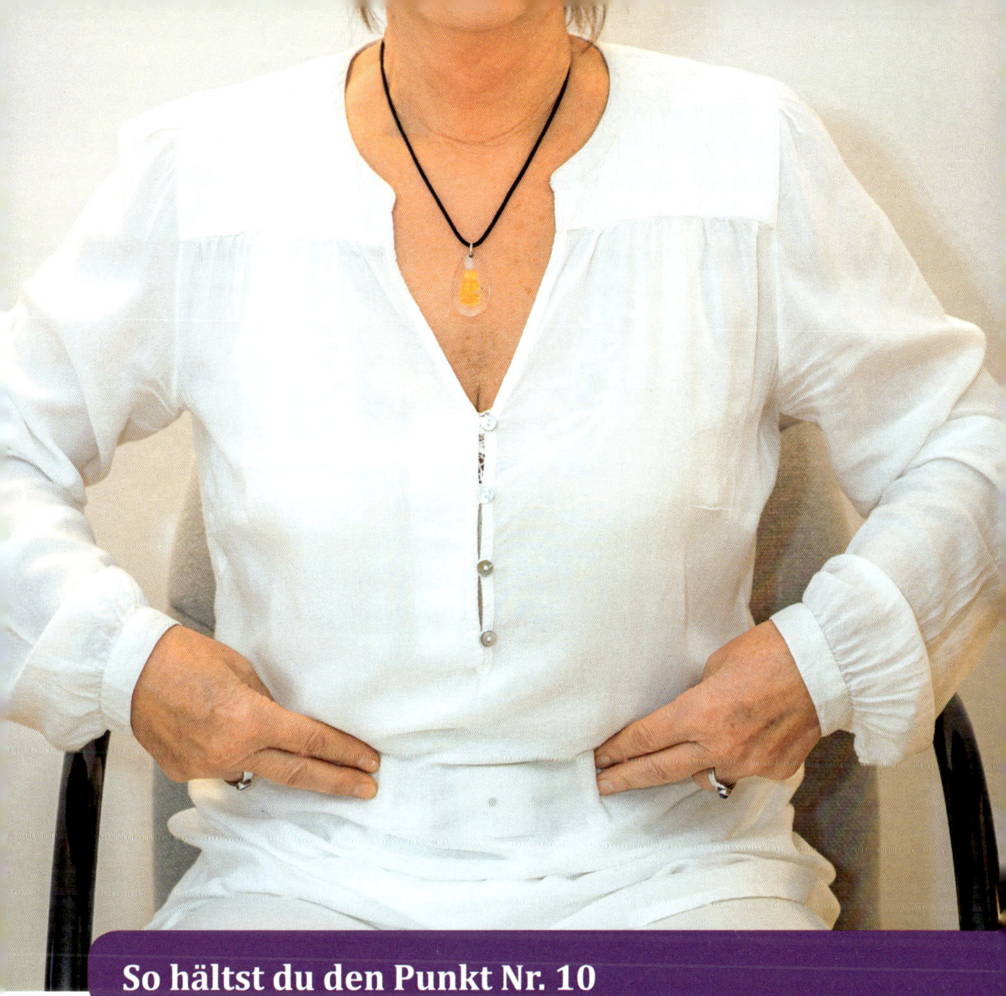

So hältst du den Punkt Nr. 10

Halte mit beiden Zeige- und Mittelfingern die Punkte etwa vier Fingerbreit links und rechts neben deinem Nabel.

EIP Nr. 11

Lebensfreude

»Ich habe meine Freude verloren. Ich weiß, dass ich als Kind immer viel gelacht habe. In den letzten Jahren wurde alles immer freud- und farbloser, immer schwerer und problembeladener.« Kennst du solche Gedanken?

Lebensfreude ist das komplette Gegenteil davon. Es ist ein Gefühl von glückseliger Lebendigkeit. Diese Lebendigkeit und Freude braucht keinen besonderen Grund. Allein die Tatsache, dass du lebst, ist Grund genug. Um sie zu erleben, benötigst du kein Lob, keine Anerkennung, keinen teuren Schmuck, keinen Traumurlaub und auch kein schickes Auto. Menschen, die dieses Gefühl verspüren, sind unternehmungslustig und voller Energie. Sie erfreuen sich an der Blume am Wegesrand ebenso wie am Platzregen, der sie bis auf die Haut durchnässt.
Das Leben an sich als ein kostbares Geschenk zu empfinden, ist eine Grundvoraussetzung dafür, Zugang zur Lebensfreude zu haben. Die Erkenntnis, dass wir Schöpfer unseres eigenen Glücks sind, sollte Grund genug dafür sein, dass wir uns freuen.

Lebensfreude kannst du dir zum Ziel machen. Dafür braucht es lediglich kleine neue Angewohnheiten, die du nach und nach in dein Leben integrierst. Es sind Angewohnheiten, die darauf abzielen, dass du immer besser für dich selbst sorgst.

Kleine Schritte, regelmäßig gegangen, bringen erfahrungsgemäß mehr Erfolg als ein zu großer Schritt, der dich zum Aufgeben zwingt. Von daher starte einfach damit, dass du dir »Freude« auf einen Zettel schreibst und diesen sichtbar an den Spiegel klebst.

Damit wirst du schon frühmorgens daran erinnert, dass dein Leben ein Freudenfest sein kann – wenn du es dazu machst. Mache dir bewusst, dass das Leben dir gerade das Geschenk eines neuen Tages überreicht. Vielleicht möchtest du den Tag mit einer fetzigen Musik beginnen? Vielleicht lieber mit einer Meditation? Und wenn dieser Tag mit Herausforderungen auf dich wartet, bist du in der Lage, das Beste aus ihm zu machen. Wenn die Ergebnisse keinen Grund zum Jubeln bieten, dann weißt du trotzdem, dass du dein Bestes gegeben hast.

Hier weitere positive Angewohnheiten:

» Unternimm einen Spaziergang an der frischen Luft.
» Umgib dich mit Menschen, die du magst, und bleibe denen fern, die dir Energie rauben.
» Sei dankbar für all die Dinge, die du hast, und ziehe die Aufmerksamkeit ab von dem, was dir fehlt.
» Schreibe deine Sorgen und Nöte auf einen Zettel, den du anschließend verbrennst im Bewusstsein, dass du diese nun loslässt.
» Mache anderen Menschen eine Freude, und erfreue dich an ihrer Freude.
» Halte dir immer wieder vor Augen, dass du okay bist, so, wie du bist.
» Höre auf, dich mit anderen zu vergleichen. Vergleiche vergiften dein Sein.
» Sage innerlich Stopp, wenn deine Gedanken Karussell fahren.
» Gestalte dein Leben unterhaltsamer – erlaube dir, kindisch zu sein.

Sprich während des Haltens des EIP Nr. 11 folgende Affirmation/Sätze:

»Lachen ist die Musik meiner Seele,
deshalb mache ich aus meinem Leben ab jetzt
ein Freudenfest – jeden Tag.«

»Ich bin … (Name), und ich bitte darum, die energetische Information von **Lebensfreude** in mein Körpersystem einfließen zu lassen.«

»Ich danke der **universellen Liebe, der göttlichen Quelle,** für die Integration von **Lebensfreude** und bitte darum, die Energie und Information von … (z. B. Schwere, Trauer, Leid) aus meinem kompletten **SEIN** zu lösen.«

»Löse sie aus allen **Inkarnationen** und aus meiner **Ahnenreihe** bis zum **Ursprung der Zeit. So sei es! Danke.**«

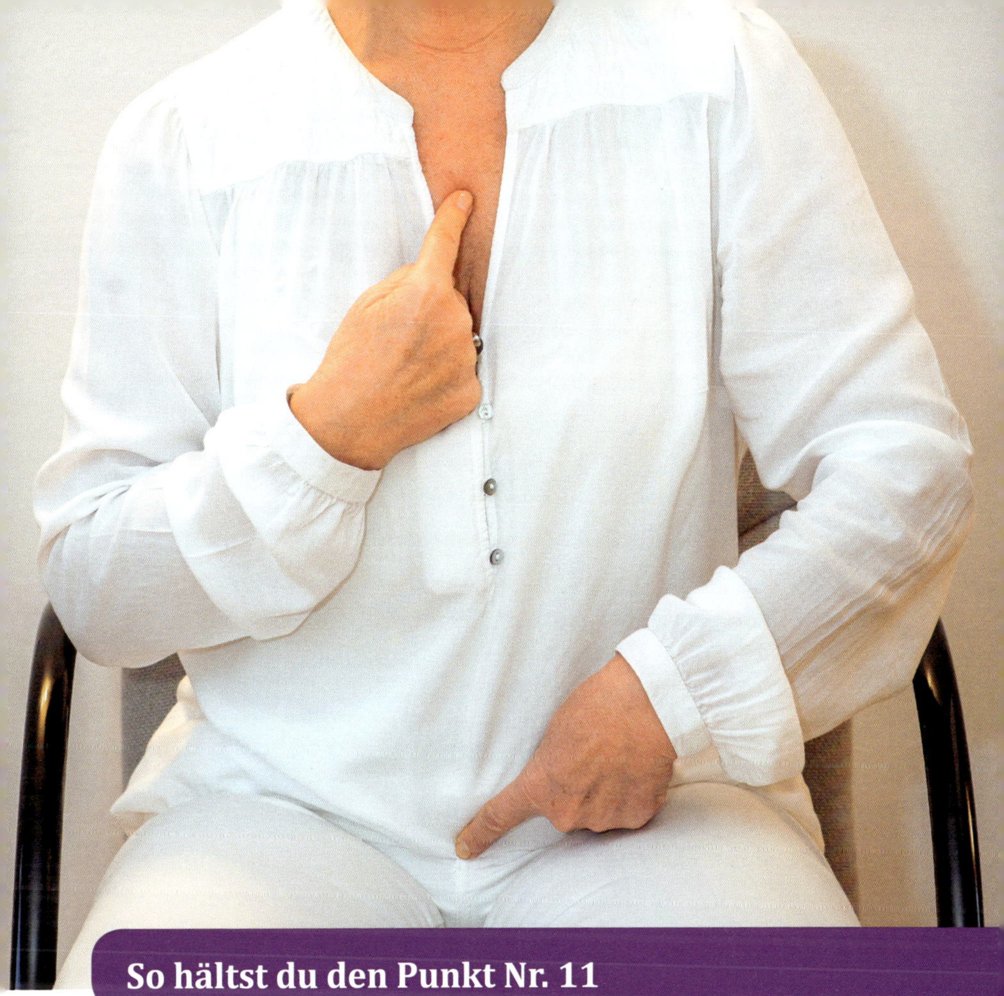

So hältst du den Punkt Nr. 11

Halte mit deinem linken oder rechten Zeigefinger den Punkt auf der Mitte deines Schambeinknochens.

Mit dem Zeigefinger deiner anderen Hand hältst du gleichzeitig den Punkt auf Höhe der Thymusdrüse.

EIP Nr. 12

Leichtigkeit

Wenn wir unbeschwert, beschwingt und sorgenfrei sind, können wir unsere Aufgaben mühelos, spielerisch und ohne großen Aufwand erledigen. Unbeschwerte Menschen gehen die Dinge unbefangen und ohne Sorgen an. Sie nehmen vieles auf die leichte Schulter, wodurch ihnen die Dinge viel einfacher gelingen.
Für kleine Kinder ist das der Normalzustand. Sie sind komplett in ihre Welt vertieft, voller Fantasie im Hier und Jetzt. Ihr Kopf ist frei von Gedanken und Sorgen. Leicht und unbekümmert spielen sie in ihrer Welt und erfreuen sich des Lebens.

Weshalb fällt es uns nur so schwer, diese Leichtigkeit und Freude in unserem Leben zu finden?
Hast du das Gefühl, dein Leben besteht anstatt aus »dürfen« und »können« viel mehr aus »sollen« und »müssen«? Und unter all dem Müssen liegt erdrückt die Leichtigkeit, die du so sehr vermisst?

Im Englischen heißt Krankheit »Dis-Ease« = »von Leichtigkeit abgekoppelt«! Ein Hinweis darauf, dass mit fehlender Leichtigkeit sehr schnell auch Krankheit Einzug halten kann. Um dieser vorzubeugen, schaffe dir Inseln der Leichtigkeit in deinem Leben. So, wie ein physischer Urlaub auf einer Insel dir kurzfristig Entspannung bietet, bietet dir die Insel der Leichtigkeit den Ausblick auf die Wogen des Lebens, die du dann mit Gelassenheit surfen kannst.
Wie dein Alltag in Leichtigkeit aussieht, kannst nur du selbst für dich definieren, da dieses Gefühl sehr individuell ist. Wie würdest du Leichtigkeit beschreiben? Welche Wahrnehmungen

stecken für dich hinter diesem großen Wort? Wie möchtest du dich ganz konkret fühlen?

Hier ein paar Beispiele dazu:
enthusiastisch, unbeschwert, locker, im Fluss, entspannt, schwungvoll, frei, dynamisch, fidel, ungezwungen, fröhlich, offen, herzlich, luftig, unbelastet, lebendig, fluffig

Kürzere und längere Momente der Leichtigkeit sind wichtig im Arbeitsalltag. **Mit ein paar Kniffen kannst du sie bewusst herbeiführen:**

Lasse dich morgens von der Sonne wach kitzeln, dich vom lustigen Gezwitscher der Vögel zum Singen animieren. Erfreue dich an deiner eigenen heiteren Stimmung, und genieße dich selbst dabei. Justiere in dir eine innere Haltung von Leichtigkeit, die dir dabei hilft, aus dem unermesslichen Ozean der Möglichkeiten zu schöpfen.

Gewinne auch die Einstellung, dass es leicht sein darf, Herausforderungen zu meistern. Es kann leicht sein, ohne dass du davonlaufen, Situationen beschönigen oder verdrängen musst. Indem du alles sein lässt und annimmst, was auftaucht, und mit Leichtigkeit durchlebst, tauchen häufig wie von Zauberhand Lösungen auf, die sich sonst nicht zeigen würden.

Verinnerliche die Überzeugung, dass Wege oft durch tiefe Täler führen. Doch du entscheidest, ob du dich dort häuslich niederlässt oder weitergehst.

Sprich während des Haltens des EIP Nr. 12 folgende Affirmation/Sätze:

»Ich entscheide mich dafür, Leichtigkeit in mein Leben einzuladen und zu leben.«

»Ich bin … (Name), und ich bitte darum, die energetische Information von **Leichtigkeit** in mein Körpersystem einfließen zu lassen.«

»Ich danke der **universellen Liebe, der göttlichen Quelle,** für die Integration von **Leichtigkeit** und bitte darum, die Energie und Information von … (z. B. Schwere, Kampf, Quälerei) aus meinem kompletten **SEIN** zu lösen.«

»Löse sie aus allen **Inkarnationen** und aus meiner **Ahnenreihe** bis zum **Ursprung der Zeit. So sei es! Danke.«**

So hältst du den Punkt Nr. 12

Halte mit deinem linken oder rechten Zeigefinger den Punkt auf dem siebten Halswirbel deiner Wirbelsäule, dem sogenannten »Prominenten«.

Den Mittelfinger der anderen Hand legst du gleichzeitig auf deine Steißbeinspitze.

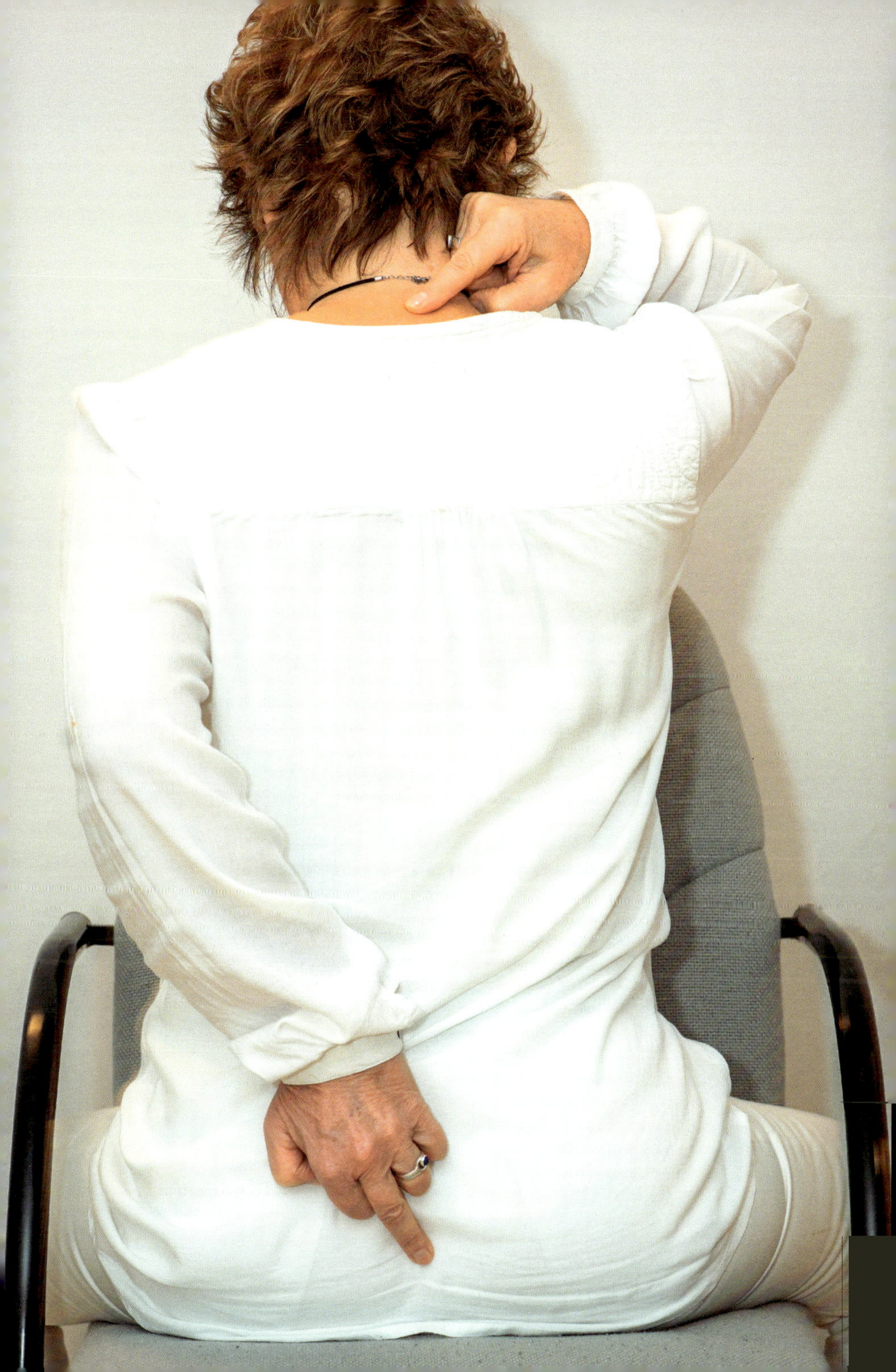

EIP Nr. 13

Loslassen

Ich kenne niemanden, dem es leichtfällt, loszulassen. Gleichzeitig wünschen wir uns aber alle, es zu können, denn das Verharren in Situationen, die schmerzhaft sind, körperlich und seelisch belasten, ist für niemanden angenehm. Wenn die Gedanken ständig um längst vergangene Ereignisse kreisen, stellen sich häufig sogar Schlafstörungen und andere psychosomatische Symptome ein.

Fakt ist, wir alle tragen unsere Päckchen, gefüllt mit Enttäuschungen, Verletzungen, Demütigungen bis hin zu traumatischen Erlebnissen. Teilweise schultern wir dieses Gepäck jahrzehntelang, und je älter wir werden, desto schwerer wiegt dieser emotionale Ballast.
Wir verharren in der Trauer um das ungeborene Kind, im Schmerz wegen der Trennung vom Partner, in der Wut wegen der übergangenen Beförderung, im Hadern über die Ungerechtigkeit der Welt etc.
Vielleicht müssen wir uns aber auch von Lebensplänen verabschieden, die sich nicht mehr verwirklichen lassen, weil wir krank geworden sind. Von der Weltreise, die nicht mehr möglich ist, weil wir unser Geld verloren haben. Von dem Kinderwunsch, der nicht erfüllbar ist, weil wir unfruchtbar oder zeugungsunfähig sind.

Wenn du lernen möchtest, loszulassen, dann halte dir als Erstes vor Augen, dass alles, was war, vorbei ist. Du kannst nichts mehr von alldem ungeschehen machen. Sorge jetzt dafür, dass dich das, was dich bedrückt, nicht auch noch den Rest deines Lebens verfolgt. Und wenn du einen Zukunftsplan loslassen musst, darfst du realisieren, dass du nichts erzwingen kannst.

Höre auf, dir einzureden, dass du nicht loslassen kannst. Klammere dich nicht an die Gitterstäbe deines selbst erschaffenen Gefängnisses. Erst, indem du loslässt und – sinnbildlich gesehen – die Hand öffnest, kannst du nach etwas Neuem greifen.

Hier ein paar kleine Hilfestellungen, die dir das Loslassen erleichtern können:

» Packe in deiner Vorstellung ein Päckchen, in das du all das hineingibst, was du loslassen möchtest. Verschließe es fest, und vergrabe es tief in der Erde.

» Schreibe einen Brief, in dem du alles auflistest, was du loslassen möchtest. Dann verbrenne ihn rituell.

» Gestalte dir vor deinem inneren Auge eine erfolgreiche Zukunft. Sei selbst Akteur in deiner neuen Welt, und erlebe dich unbeschwert und fröhlich.

Sprich während des Haltens des EIP Nr. 13 folgende Affirmation/Sätze:

»Indem ich loslasse, erlaube ich mir, ich selbst zu sein, und meinem Gegenüber erlaube ich, es selbst zu sein.«

»Ich bin … (Name), und ich bitte darum, die energetische Information von **Loslassen** in mein Körpersystem einfließen zu lassen.«

»Ich danke der **universellen Liebe, der göttlichen Quelle,** für die Integration von **Loslassen** und bitte darum, die Energie und Information von … (z. B. Widerstand, Festklammern, Angst) aus meinem kompletten **SEIN** zu lösen.«

»Löse sie aus allen **Inkarnationen** und aus meiner **Ahnenreihe** bis zum **Ursprung der Zeit. So sei es! Danke.**«

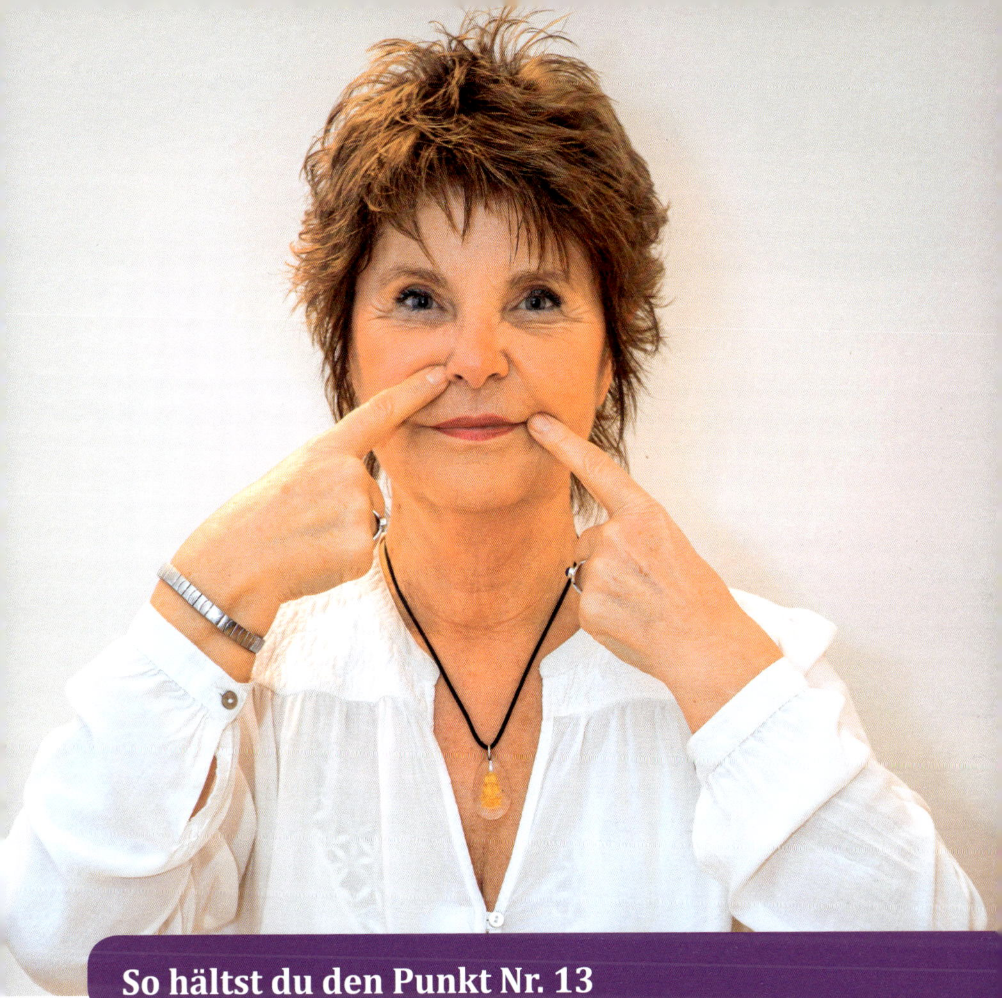

So hältst du den Punkt Nr. 13

Halte mit deinem rechten Zeigefinger den Punkt rechts neben deinem Nasenflügel.

Den Zeigefinger deiner linken Hand legst du gleichzeitig an deinen linken Mundwinkel.

EIP Nr. 14

Mitgefühl

Um fühlen zu können, was ein anderer empfindet, müssen wir zuerst einmal erkennen, wie es uns selbst geht. Wenn wir unsere eigenen Gefühle nicht wahrnehmen und einordnen können, ist es fast unmöglich, die Gefühle anderer zu erkennen.

Beginne also bei dir selbst: Beobachte, wie du auf bestimmte Situationen reagierst, und nimm wahr, welche Gefühle sie in dir auslösen. Dann frage dich: »Was brauche ich, damit es mir in dieser Situation besser geht?« Im nächsten Schritt gib dir selbst das, was du brauchst. So wird es möglich, dass du deine Erkenntnisse auch auf andere anwendest.

Mitgefühl endet aber nicht beim Fühlen. Es geht weit darüber hinaus. Wenn wir z. B. die Trauer eines Menschen wahrnehmen, können wir durch das Mitfühlen ermessen, was derjenige braucht, damit es ihm besser geht. Für den einen ist es wichtig, in den Arm genommen zu werden. Der andere braucht womöglich ein offenes Ohr.
Mitgefühl bedeutet also, die eigenen und fremden Gefühle zu deuten und über das Fühlen hinaus auch in die Handlung zu gehen.

Je mehr Leid und Schmerz du selbst erfahren hast, desto eher bist du in der Lage, Mitgefühl für andere zu empfinden. Du weißt dadurch genau, wie es im anderen aussieht. Du spürst seinen Schmerz, seinen Kummer, seine Not und weißt, was es braucht, um all dies zu lindern.

Oft wird Mitgefühl mit Empathie verwechselt bzw. synonym benutzt. Empathie ist jedoch nur die Fähigkeit, sich in andere Menschen hineinzuversetzen, während Mitgefühl die daraus entstehende Handlung mit umfasst.

Dadurch kannst du Mitgefühl im Alltag erlernen:

» Hilf einer alten Dame, ihre Einkäufe zu tragen.

» Schenke einem Bettler nicht nur Geld, sondern ein freundliches Gespräch.

» Tröste ein Kind, das gerade hingefallen ist.

» Schenke dein Ohr einer Kollegin, die dir zum fünften Mal erzählt, wie schlecht es ihr geht, weil ihr Freund sie verlassen hat.

» Freue dich mit deinem Kollegen über dessen Beförderung.

» Feiere mit deinen Freunden deren Erfolge.

» Lache mit Kindern über deren witzige Anekdoten.

» Praktiziere die klassische buddhistische Mitgefühlsmeditation »Liebende Güte« (Metta). Kern dieser Meditation ist, dass man sich selbst und anderen Gutes wünscht. Eine Anleitung dazu findest du im Internet.

Sprich während des Haltens des EIP Nr. 14 folgende Affirmation/Sätze:

»Ich schenke mir und anderen unendliches Mitgefühl.«

»Ich bin … (Name), und ich bitte darum, die energetische Information von **Mitgefühl** in mein Körpersystem einfließen zu lassen.«

»Ich danke der **universellen Liebe, der göttlichen Quelle,** für die Integration von **Mitgefühl** und bitte darum, die Energie und Information von … (z. B. Lieblosigkeit, Desinteresse, Intoleranz) aus meinem kompletten **SEIN** zu lösen.«

»Löse sie aus allen **Inkarnationen** und aus meiner **Ahnenreihe** bis zum **Ursprung der Zeit. So sei es! Danke.**«

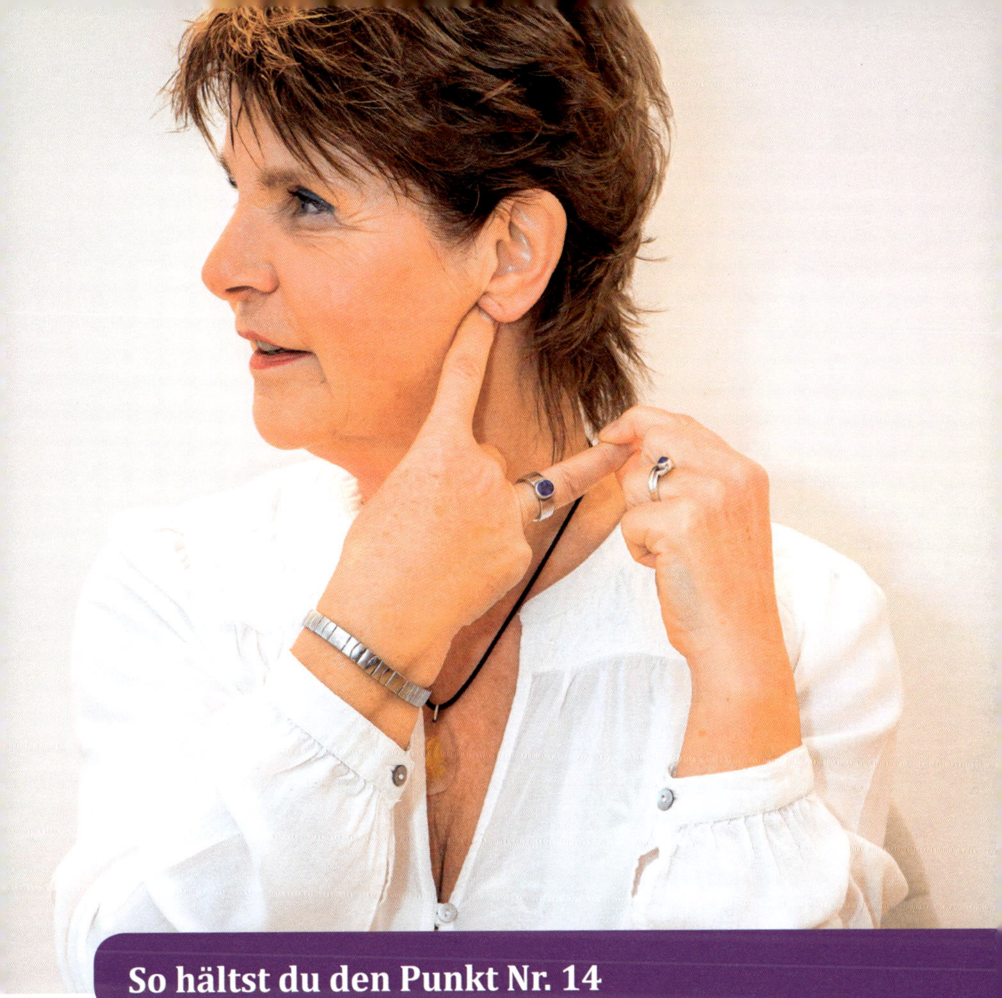

So hältst du den Punkt Nr. 14

Lege deinen rechten Zeigefinger in die Vertiefung hinter deinem linken Ohrläppchen. Den Ringfinger spreizt du dabei ab.

Mit dem Daumen und dem Zeigefinger deiner linken Hand hältst du gleichzeitig die Fingerkuppe deines rechten Ringfingers seitlich der Nagelfalz.

EIP Nr. 15

Selbstachtung

Im ersten Artikel unseres Grundgesetzes heißt es: »Die Würde des Menschen ist unantastbar.« Aber wie gehen wir selbst mit dieser Würde um? Wie sehr schätzen, anerkennen und respektieren wir uns selbst? Wie aufmerksam und verständnisvoll gehen wir mit uns um?

Viele meiner Klienten sprechen davon, dass ihr eigener innerer Dialog, die Stimme in ihnen, die sich permanent zu Wort meldet, sehr destruktiv sei. Sie hören von ihr Sätze wie: »Dazu bist du zu dumm«, »Du kannst das nicht«, »Lass die Finger davon«, »Wieso meinst du, dass die auf dich warten?«
Diese inneren Gespräche fördern keinen würdevollen Umgang mit sich selbst, und die Selbstachtung sinkt in den Keller.

Wie kommt es, dass wir so destruktiv, so wenig achtsam mit uns selbst sind? Der Grund dafür mag sein, dass es in vielen Bereichen unserer Gesellschaft darum geht, Leistung zu erbringen. Schon von Kindesbeinen an lernen wir, dass wir und unser Tun mit dem anderer verglichen wird. Wir sollen schon im Kindergarten besser sein als das Nachbarskind, in der Schule gute Noten schreiben, damit wir einen anständigen und angesehenen Beruf erlernen, und am Arbeitsplatz Höchstleistungen erbringen.

Die Selbstachtung sinkt durch:

- Bewertungen in der Schule und am Arbeitsplatz – also Noten, Zeugnisse, Zertifikate
- Vergleiche mit den Geschwistern, Nachbarskindern, Schulkameraden, Arbeitskollegen, Freunden, etc.
- Vergleiche des Monatsgehalts bzw. der Summe auf dem Bankkonto mit denen des besten Freundes
- die Kilos auf der Waage

Definierst du dich über diese Äußerlichkeiten, wirst du immer andere finden, die mehr haben, schöner, besser, reicher, erfolgreicher, mutiger, gelassener sind. Höre auf, einen Großteil deines Lebens damit zu verbringen, die Achtung anderer zu erwerben. Verwende diese Zeit besser dazu, Selbstachtung zu gewinnen. Denn mit einem soliden Selbstwertgefühl veränderst du alle Bereiche deines Lebens positiv.

Steigere deine Selbstachtung durch folgende kleine Übungen:

- Mache dir bewusst, dass du immer dein Bestes gibst.
- Finde etwas – ein Hobby, einen Sport, eine Leidenschaft –, was dich innerlich erfüllt.
- Akzeptiere dich so, wie du aktuell gerade bist.
- Beende negative Selbstgespräche.
- Glaube dir nicht alles, was du denkst.
- Schreibe in ein schönes Büchlein täglich drei Eigenschaften, die du an dir schätzt oder magst.
- Rufe dir immer wieder deine großen und kleinen Erfolge vor Augen.
- Behandle dich selbst wie einen guten Freund.

Sprich während des Haltens des EIP Nr. 15 folgende Affirmation/Sätze:

»Ich bin, die/der ich bin,
und das ist Teil meiner Entwicklung.«

»Ich bin … (Name), und ich bitte darum, die energetische Information von **Selbstachtung** in mein Körpersystem einfließen zu lassen.«

»Ich danke der **universellen Liebe, der göttlichen Quelle,** für die Integration von **Selbstachtung** und bitte darum, die Energie und Information von … (z. B. Selbstverachtung, Unwürdigkeit, Minderwertigkeit) aus meinem kompletten **SEIN** zu lösen.«

»Löse sie aus allen **Inkarnationen** und aus meiner **Ahnenreihe** bis zum **Ursprung der Zeit. So sei es! Danke.**«

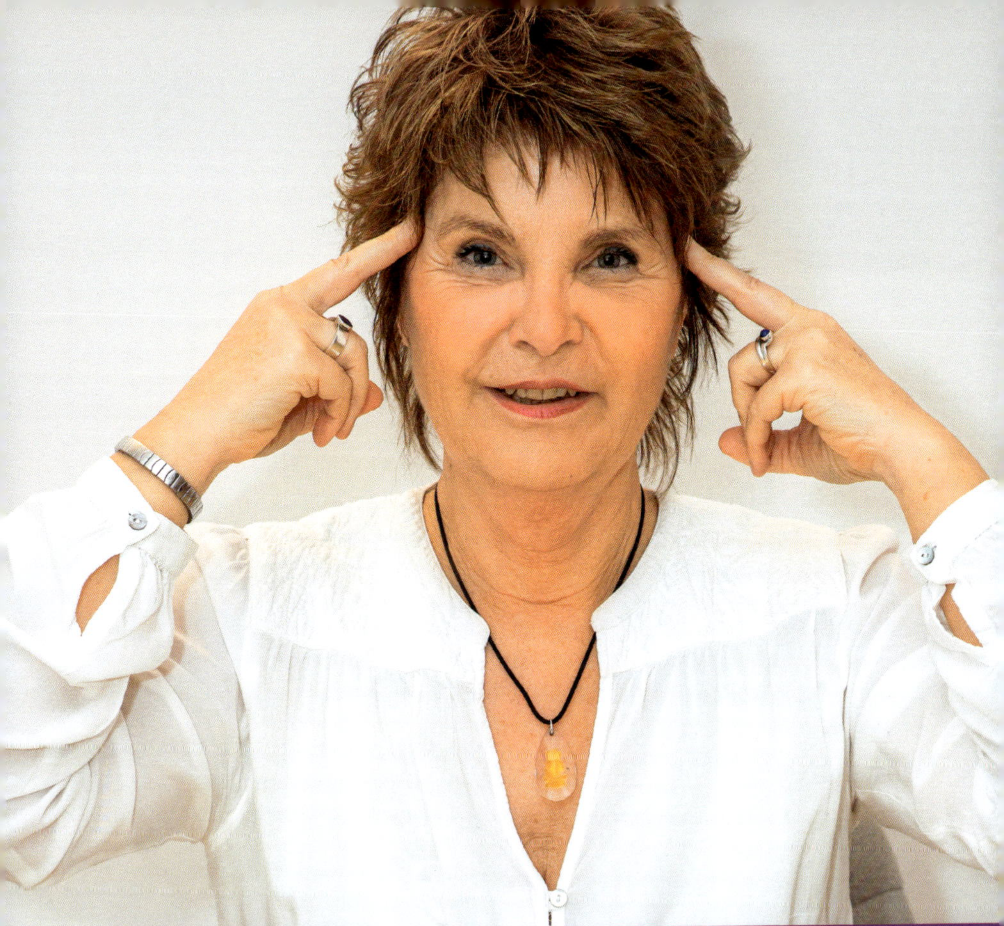

So hältst du den Punkt Nr. 15

Halte mit deinen Mittelfingern jeweils die Punkte an deinen Schläfen.

EIP Nr. 16

Selbstbewusstsein

Sind wir selbstbewusst, trauen wir uns, unseren eigenen Weg zu gehen, auch wenn dieser von den Wegen anderer stark abweicht. Wir können leicht auf Menschen zugehen, sind gut darin, Nein zu sagen, und in der Lage, uns für unser Rechte, Bedürfnisse und Wünsche einzusetzen. Dadurch wirken wir auf andere sympathisch, anregend und verlässlich.
Durch die bewusste Wahrnehmung unser selbst klären wir immer wieder aufs Neue, wer wir sind, was wir können, brauchen oder wollen und was uns glücklich macht. Wir reflektieren, was uns im Leben wichtig ist und wo unsere Grenzen liegen.
Selbstbewusste Menschen leben ihr eigenes Ich. Sie müssen nicht unbedingt im Mittelpunkt stehen, haben ihre eigene Meinung, die sie durchaus vertreten, lassen jedoch die Meinung anderer genauso stehen, ohne dass sie sich deshalb schlecht fühlen. Sie brauchen das ständige Lob oder die Anerkennung anderer nicht, auch wenn sie sich durchaus darüber freuen.

Verwechsle Selbstbewusstsein nicht mit Arroganz. Du bist selbstbewusst, wenn du von deinen Kompetenzen und deinem eigenen Wert überzeugt bist, und dieser hat nichts mit deinem finanziellen Besitz zu tun. Selbstbewusstsein wächst weder mit dem Bankkonto noch mit der Anzahl der Freunde oder der Größe des Autos. Selbstbewusstsein ist eine innere Haltung – du kannst sie dir nicht kaufen, aber du kannst sie dir erarbeiten.

Halte dir immer vor Augen, dass es unter den fast acht Milliarden Menschen auf dieser Erde nur einen gibt, der so ist wie du: DICH! Ja, du bist einzigartig! Und so, wie kein zweites Teil in die Lücke eines Puzzles passt, lebt auch kein zweiter Mensch dein Leben. Versuchst du jedoch, jemanden, der dir sehr selbstbewusst erscheint, nachzuahmen, wirst du schnell feststellen, dass dir dies misslingt. Du verlierst dadurch deine einzigartige Ausstrahlung und wirst zum bloßen Abziehbild eines anderen.

Das kannst du tun, um dein Selbstbewusstsein zu stärken:

» Verändere deine Körperhaltung – gehe aufrecht, hebe deinen Blick, und halte die Schultern gerade.
» Lächle – schenke dir selbst am Morgen dein erstes Lächeln.
» Bringe die abfällige Stimme in deinem Kopf zum Schweigen – du musst ihr nicht alles glauben, was sie dir vorplappert.
» Kläre für dich, wer du bist, und bleibe dir treu – aus einem introvertierten Menschen lässt sich kein Partylöwe basteln.
» Zu scheitern und Misserfolge zu haben, ist keine Schande – erlaube dir, an diesen Erfahrungen zu wachsen.
» Lerne, Nein zu sagen – ein Nein zu jemandem ist oft ein Ja zu dir.
» Bitte um Hilfe – nur mutige Menschen gestehen sich ein, etwas nicht so gut zu können.

Sprich während des Haltens des EIP Nr. 16 folgende Affirmation/Sätze:

*»Im Vertrauen auf meine innere Stärke
gehe ich meinen Weg.«*

»Ich bin … (Name), und ich bitte darum, die energetische Information von **Selbstbewusstsein** in mein Körpersystem einfließen zu lassen.«

»Ich danke der **universellen Liebe, der göttlichen Quelle,** für die Integration von **Selbstbewusstsein** und bitte darum, die Energie und Information von … (z. B. Minderwertigkeit, Unbewusstheit, Schwäche) aus meinem kompletten **SEIN** zu lösen.«

»Löse sie aus allen **Inkarnationen** und aus meiner **Ahnenreihe** bis zum **Ursprung der Zeit. So sei es! Danke.**«

So hältst du den Punkt Nr. 16

Halte mit dem Daumen und Mittelfinger deiner linken oder rechten Hand die zwei Vertiefungen am Hinterkopf, die sich meist auf Höhe der Ohrmitte befinden.

Den Mittelfinger deiner anderen Hand legst du gleichzeitig auf deinen Nabel.

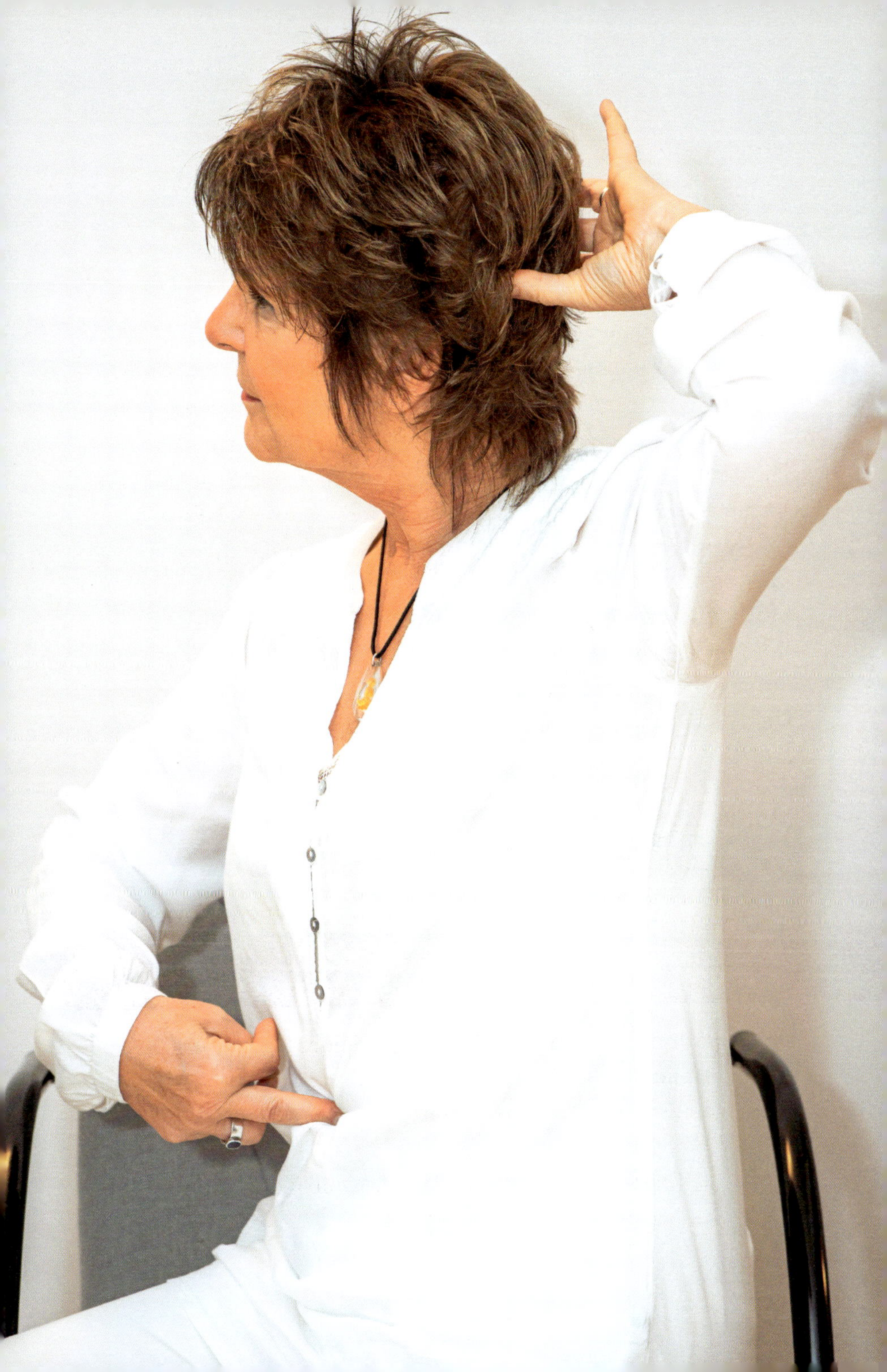

EIP Nr. 17

Selbstliebe

Wir finden uns zu dick, zu wenig erfolgreich, und überhaupt gelingt uns unserer Meinung nach zu wenig im Leben. Unsere Aufmerksamkeit liegt häufig auf dem scheinbaren Makel oder Mangel, und wir sehen nur unsere Fehler und Unzulänglichkeiten. Durch die hohen Erwartungen an uns selbst und den Vergleich mit anderen wird alles nur noch komplizierter. Es gelingt uns nur schlecht, unser Leben so zu akzeptieren, wie es ist.
Mit Selbstliebe hat das wenig bis gar nichts zu tun. Doch Selbstliebe ist eine der wichtigsten Voraussetzungen für Glück, Zufriedenheit und Erfolg. Der Begriff »Selbstliebe« ist sinngleich mit Begriffen wie »Selbstachtung«, »Selbstzuwendung«, »Selbstakzeptanz«, »Selbstvertrauen« und »Selbstwert«, wobei sinngleich nicht synonym bedeutet. Trotzdem sind all diese Eigenschaften in der Selbstliebe enthalten. Insofern ist Selbstliebe auch ein nicht ganz so einfach zu erlangender Wert.

Das macht einen sich selbst liebenden Menschen aus:

- Er ist fürsorglich mit sich selbst.
- Er kann sich gut abgrenzen und gleichzeitig auch gut auf andere zugehen.
- Er erlebt mentale Freiheit.
- Er nimmt Rücksicht auf andere Menschen.
- Er verzeiht sich seine Unzulänglichkeiten.

Mit diesem kleinen Test kannst du überprüfen, inwieweit du dich selbst liebst:

Stelle dich dafür vor einen Spiegel, in dem du dich komplett von oben bis unten sehen kannst. Dann schaue dich einige Minuten ganz genau an. Sieh dir in die Augen, wandere mit deinem Blick von Kopf bis Fuß. Nimm einige tiefe Atemzüge, und sage dir zwei- bis dreimal laut: »… (dein Name), ich liebe dich!« Wie fühlst du dich dabei? Kommt dir der Satz leicht über die Lippen, oder zögerst du?

Falls du noch eine gesunde Portion Selbstliebe gebrauchen kannst, beachte folgende Tipps:

» Sei achtsam, und nimm die Signale deines Körpers, deiner Gedanken und Gefühle wahr.
» Höre auf, dich mit anderen zu vergleichen.
» Wirf deinen Perfektionismus über Bord.
» Zeige dich so, wie du bist – sei authentisch.
» Überlege, was deine Werte sind, und handle danach.
» Nimm dir Zeit für dich und deine Bedürfnisse.
» Sprich liebevoll mit dir
» Tue mehr von dem, was du liebst.
» Zeige anderen deine persönlichen Grenzen, statt sie sie überschreiten zu lassen.

Sprich während des Haltens des EIP Nr. 17 folgende Affirmation/Sätze:

»Ich bin Teil einer universellen Liebe, die mich mit allen anderen verbindet und mein Leben durchdringt. Ich bin bereit, alte Verletzungen loszulassen.«

»Ich bin … (Name), und ich bitte darum, die energetische Information von **Selbstliebe** in mein Körpersystem einfließen zu lassen.«

»Ich danke der **universellen Liebe, der göttlichen Quelle,** für die Integration von **Selbstliebe** und bitte darum, die Energie und Information von … (z. B. Selbsthass, Aufopferung, Minderwertigkeit) aus meinem kompletten **SEIN** zu lösen.«

»Löse sie aus allen **Inkarnationen** und aus meiner **Ahnenreihe** bis zum **Ursprung der Zeit. So sei es! Danke.**«

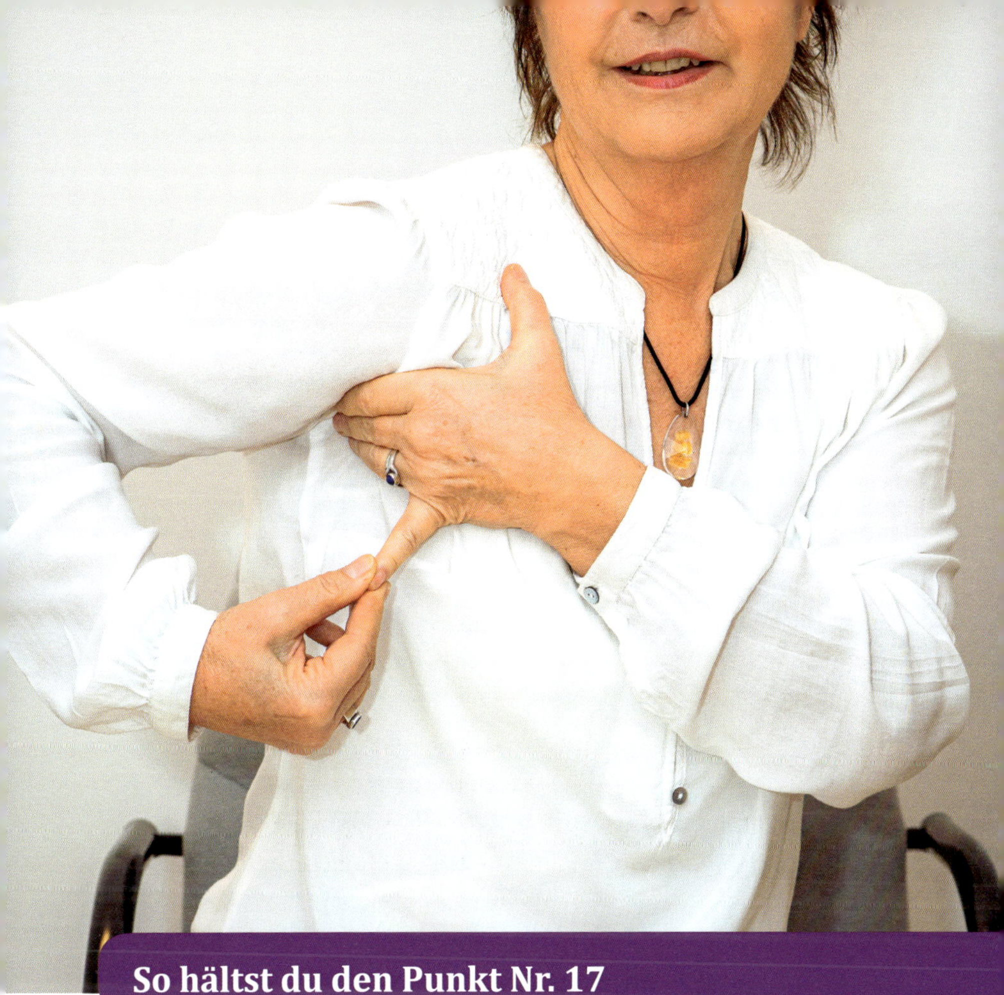

So hältst du den Punkt Nr. 17

Lege den Zeige-, Mittel- und Ringfinger deiner linken Hand auf den Punkt unter deiner rechten Achsel. Den kleinen Finger spreizt du dabei ab.

Mit dem Daumen und dem Zeigefinger deiner rechten Hand hältst du gleichzeitig die Fingerkuppe deines linken kleinen Fingers an der seitlichen Nagelfalz.

EIP Nr. 18

Toleranz

Die Menschheit unterscheidet sich nicht nur in ihrem Erbgut und in ihrem Wesen, sondern auch in ihrer Hautfarbe, ihrer Religion und in ihren Überzeugungen, Handlungsweisen und Sitten. Was in Deutschland als vollkommen normal gilt, kann von Menschen anderer Länder als unmöglich verurteilt werden – und umgekehrt. Wir alle kennen den Spruch »Andere Länder, andere Sitten«.

Bei uns gelten z. B. Hunde als »die besten Freunde des Menschen« und werden gern als Haustiere gehalten, in Vietnam steht »Hund« auf vielen Speisekarten. In China ist das Naseputzen in der Öffentlichkeit ein absoluter Fauxpas – das Schmatzen und Schlürfen bei Tisch gilt jedoch als ganz normal. Selbst das Spucken auf den Boden eines Restaurants gehört dazu.

Diese Beispiele verdeutlichen, dass es nicht einfach ist, tolerant zu sein. Erfahrungsgemäß betrachtet der Mensch alles, was ihm fremd ist, mit Argwohn. Und vom Argwohn ist es nicht weit zur Verurteilung und zum Schlechtmachen bzw. zum Schlechtreden.

Wie tolerant bist du? Wie nachsichtig, verständnisvoll und großherzig gehst du mit deinen eigenen von der Norm abweichenden Ansichten um? Wie erträgst, billigst oder duldest du andersartige Meinungen zu Religion, Kindererziehung, Emanzipation, Politik, Finanzlage, Klimawandel, Flüchtlingen und vielen weiteren Themen? Wie ist deine Einstellung zu Personen, die exotische Standpunkte vertreten oder fremdartige Verhaltensweisen zeigen?

Toleranz gilt als Schlüssel für ein friedliches Miteinander. Deshalb halte dich mit Be- und Verurteilungen von Verhaltensweisen und Einstellungen zurück, auch wenn es komplett deiner eigenen Persönlichkeit widerspricht.

So kannst du toleranter werden:

» Übe dich im Zuhören. Was meint die andere Person wirklich? Vielleicht weicht sie gar nicht so weit von deiner Meinung ab.

» Erkenne Zwischentöne. Was sagt dein Gegenüber, obwohl es es nicht ausspricht?

» Gestehe dir deine Ängste ein. Was beunruhigt dich an der Ansicht des anderen?

» Überprüfe deine Vorurteile. Hat sich deine Meinung im Vorfeld gebildet, ohne dass du die Gründe dafür näher betrachtet hast?

» Informiere dich über andere Menschen und Kulturen. Wenn du niemanden verletzen oder beleidigen willst, dann mache dich schlau.

» Dramatisiere Irrtümer nicht. Fehler macht jeder – auch du. Gestehe dir das ein.

» Sei offen für Diskussionen. Begründe deinen Standpunkt mit Argumenten und konkreten Beispielen, und lade dein Gegenüber ein, das Gleiche zu tun.

Sprich während des Haltens des EIP Nr. 18 folgende Affirmation/Sätze:

*»Ich erlaube mir, meine Ansichten und Meinungen,
angepasst an mein inneres Wachstum,
zu ändern, und übe mich in Toleranz
gegenüber der Meinungsvielfalt.«*

»Ich bin … (Name), und ich bitte darum, die energetische Information von **Toleranz** in mein Körpersystem einfließen zu lassen.«

»Ich danke der **universellen Liebe, der göttlichen Quelle,** für die Integration von **Toleranz** und bitte darum, die Energie und Information von … (z. B. Intoleranz, Verurteilung, Ungeduld) aus meinem kompletten **SEIN** zu lösen.«

»Löse sie aus allen **Inkarnationen** und aus meiner **Ahnenreihe** bis zum **Ursprung der Zeit. So sei es! Danke.**«

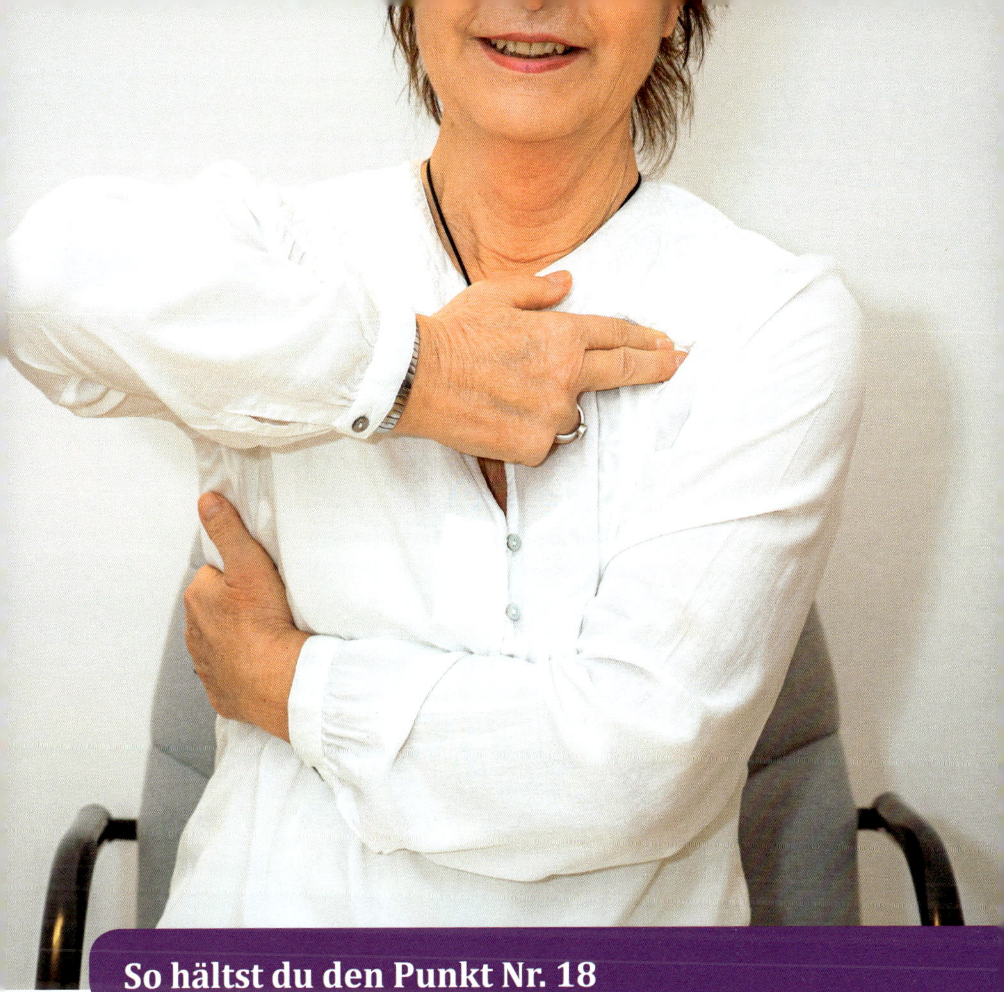

So hältst du den Punkt Nr. 18

Halte mit dem Zeige- und Mittelfinger deiner rechten Hand den Punkt auf Höhe deiner linken zweiten Rippe neben dem Schultergelenk.

Deine linke Hand legst du gleichzeitig rechts an die Außenseite deines Brustkorbes in Höhe der sechsten Rippe.

EIP Nr. 19

Überfluss/Fülle

Um einen Eindruck von Fülle und Überfluss zu erhalten, denke an den Frühling oder den Sommer, die Jahreszeiten, die von warmem Sonnenlicht durchflutet sind und in denen Blütenduft und eine gewisse Aufbruchstimmung in der Luft liegen. In diesen Zeiten führt uns die Natur vor Augen, dass sie ihre Fülle verschwenderisch jedem schenkt, der offen dafür ist. Überall grünt und blüht es, und das Leben verströmt sich aus der immerwährend sprudelnden Quelle der Schöpfung.
Fülle und Überfluss sind im ganzen Universum vorhanden. Sie können durch nichts reduziert werden, und wir können sie immer und überall wahrnehmen. Die Fülle drückt sich z. B. in Gefühlen wie Leichtigkeit, Lebensfreude, Verbundenheit und Liebe aus.
Allein in unserem Denken existiert Mangel, der sich in zahlreichen Facetten zeigen kann. Wir empfinden ihn, während wir zweifeln, in der Einsamkeit oder durch einschränkende Gedanken. Mangeldenken ist der Dünger für Misserfolg.

Der Wohlstand in dir und die Sicht auf Fülle und Überfluss um dich herum sind geprägt durch das universelle Gesetz der Anziehung. Dieses besagt, dass alles, was du aussendest, vermehrt zu dir zurückkommt. Das gilt für alles und jeden. Jeder Gedanke, den du denkst, jedes Gefühl, das du fühlst, zieht ähnliche oder gleichartige Gedanken und Gefühle an. Probiere es aus!

Trainiere dein Fülle-Bewusstsein:

Mache dir klar, was Fülle und Überfluss für dich bedeuten. Was erlaubst du dir diesbezüglich? Was traust du dich, wirklich zu wollen, und wovon, auch zu glauben, dass du es bekommst?

Verändere negative Glaubenssätze, die zwischen dir und deiner Fülle stehen, und ersetze sie durch positive.
Beispiel: Anstatt »Das kann ich mir nicht leisten« sage und denke: »Fülle ist mein Geburtsrecht.«

Nimm dir Zeit, und finde Beispiele für Fülle und Überfluss in dir und deinem Leben. Erstelle eine schriftliche Liste deiner inneren und äußeren Reichtümer.

Sammle Quittungen deiner kürzlich getätigten Ausgaben. Egal, ob diese von einem Restaurantbesuch, einem Einkauf im Supermarkt oder einer Tankstelle stammen. Schreibe auf jede Quittung: »Alles, was ich in mich investiere, macht sich siebenmal bezahlt.«

Singe das Purna-Mantra »Die Lobpreisung der Fülle«:
OM – purnam adaha purnamidam
purnate purnam udacyate
purnasya purnam adya
purnam eva vashishyate
OM – Fülle hier, Fülle dort.
Nimm von der Fülle, nähre die Fülle.
Die Fülle bleibt immer die Fülle.

Sprich während des Haltens des EIP Nr. 19 folgende Affirmation/Sätze:

»Ich tue, was ich liebe,
und wähle ein Leben
in Fülle und Überfluss.«

»Ich bin … (Name), und ich bitte darum, die energetische Information von **Überfluss/Fülle** in mein Körpersystem einfließen zu lassen.«

»Ich danke der **universellen Liebe, der göttlichen Quelle,** für die Integration von **Überfluss/Fülle** und bitte darum, die Energie und Information von … (z. B. Mangel, Neid, Geiz) aus meinem kompletten **SEIN** zu lösen.«

»Löse sie aus allen **Inkarnationen** und aus meiner **Ahnenreihe** bis zum **Ursprung der Zeit. So sei es! Danke.«**

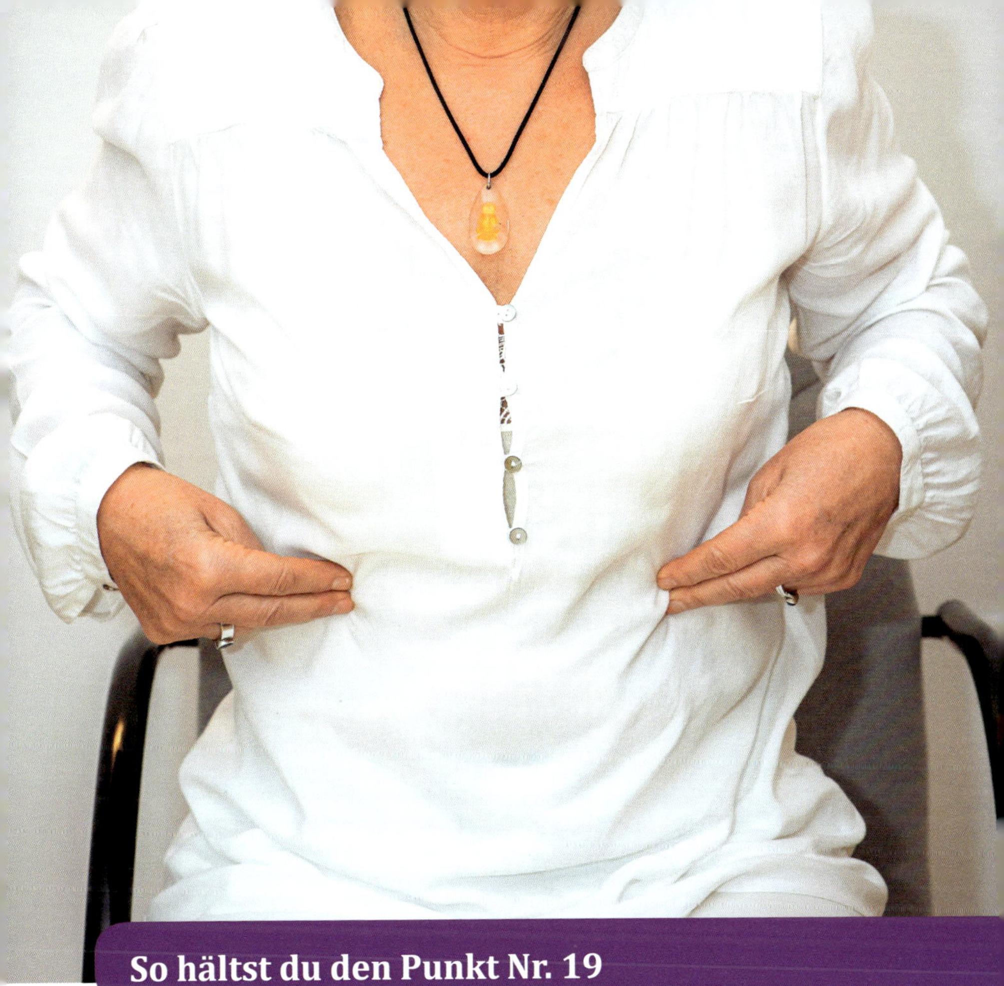

So hältst du den Punkt Nr. 19

Lege deine Zeige- und Mittelfinger jeweils auf den Punkt unterhalb der Brust auf Höhe des letzten Rippenbogens.

EIP Nr. 20

Urvertrauen

Wenn wir geboren werden, ist unser Gehirn nur zu etwa einem Viertel entwickelt. Für den Ausdruck unserer grundlegenden Bedürfnisse wie Hunger, Durst oder Unwohlsein reicht das völlig. In den nächsten Lebensjahren entwickeln sich die Verbindungen zwischen den Nervenzellen, die Synapsen, umso rasanter. Dadurch können wir alles besonders schnell lernen, was wir für das Überleben in unserem Umfeld benötigen. Die ersten zwei Lebensjahre sind dabei entscheidend und prägend.

Alle positiven Bindungserfahrungen, die du während dieser kurzen Zeitspanne gemacht hast, sind maßgeblich für ein gesundes Urvertrauen. Sie stärken dich für die Herausforderungen, die das Leben bereithält.

Aus Kindern, die über diese Bindung ein starkes Urvertrauen entwickeln, werden Erwachsene, die einen guten Kontakt zu sich selbst und ihren Gefühlen haben. Urvertrauen schenkt Geborgenheit und den Mut, authentisch zu sein. Menschen mit einem schwach entwickelten Urvertrauen hingegen sind häufig psychisch instabil, fühlen sich abgelehnt und können oft auch keine Nähe zulassen.

Ein starkes Urvertrauen ist die Grundlage dafür, dass du vertrauen kannst …

» in dich selbst, deine Fähigkeiten und deinen eigenen Weg.
» in deine Liebesfähigkeit.
» in die Überzeugung, dass Entwicklungen einen erwarteten, positiven Verlauf nehmen.
» in Beziehungen zu anderen Menschen, in Liebesbeziehungen, in Freundschaften.
» in das Leben an sich, in die Macht des allgegenwärtig Guten.
» in eine mutige Auseinandersetzung mit deiner Umwelt.

Aus der Erfahrung, dass die eigenen Bedürfnisse wahrgenommen werden, entsteht Urvertrauen. **Um solche Erfahrungen jetzt, im Erwachsenenalter, nachzuholen, kannst du Folgendes tun:**

Spüre dich selbst. Wie reagierst du, wenn du mit etwas konfrontiert wirst, was du nicht kontrollieren kannst? Nimm dich wahr, atme tief ein und aus, und vertraue darauf, dass das Leben es gut mit dir meint.
Arbeite mit deinem »Inneren Kind«. Stelle dir vor, dass du dem kleinen Kind in dir begegnest. Du unterhaltst dich mit ihm, fragst es, was es jetzt braucht, und gibst es ihm.
Reflektiere dich. Schaue zurück – wie bist du zu der Person geworden, die du heute bist? Auf was kannst du blicken, was dich in deinem Vertrauen zu dir selbst stärkt?
Mache eine Vertrauensübung. Stelle dich rückwärts an dein Bett. Schließe die Augen, und lasse dich in dein Bett fallen.
Eine Variante im Freundeskreis: Alle stehen im Kreis um dich herum. Du schließt die Augen und lässt dich rückwärts in die Arme deiner Freunde fallen.

Sprich während des Haltens des EIP Nr. 20 folgende Affirmation/Sätze:

»Das Universum schickt mir, was ich brauche, um meinen Seelenweg zu gehen.«

»Ich bin … (Name), und ich bitte darum, die energetische Information von **Urvertrauen** in mein Körpersystem einfließen zu lassen.«

»Ich danke der **universellen Liebe, der göttlichen Quelle,** für die Integration von **Urvertrauen** und bitte darum, die Energie und Information von … (z. B. Zaghaftigkeit, Sorge, Wurzellosigkeit) aus meinem kompletten **SEIN** zu lösen.«

»Löse sie aus allen **Inkarnationen** und aus meiner **Ahnenreihe** bis zum **Ursprung der Zeit. So sei es! Danke.**«

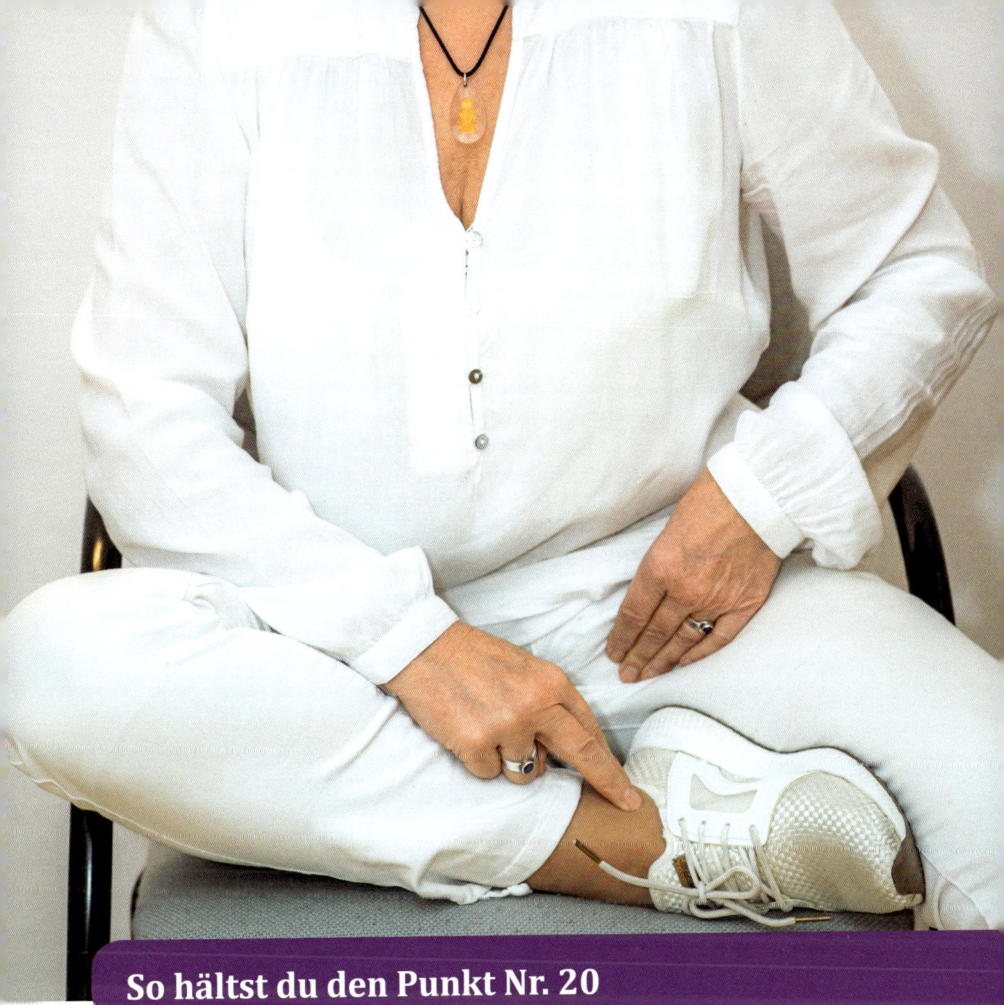

So hältst du den Punkt Nr. 20

Halte mit dem Zeige- und dem Mittelfinger deiner rechten Hand den Punkt auf der Innenseite deines rechten Knöchels.

Die Finger deiner linken Hand legst du gleichzeitig links außen auf dein Schambein.

EIP Nr. 21

Wahrheit

Allgemein wird Wahrheit als eine Übereinstimmung von Erkenntnis und Wirklichkeit definiert. Doch was ist Erkenntnis, und was ist Wirklichkeit? Erkennen wir nicht alle etwas anderes, sobald wir unsere Sichtweise verändern? Eine Meinung ist immer subjektiv und gibt den Stand unserer eigenen Wirklichkeit wider. Schon stellt sich die nächste Frage: Was ist wahr? Wenn wir etwas sagen, was wir für richtig halten, sagen wir die Wahrheit. Jedoch kann jeder etwas anderes für richtig halten. Lügt dann der andere? Sagen wir allerdings wissentlich etwas, von dem wir annehmen, dass es nicht wahr ist, lügen wir. Im Namen der Wahrheit wurden schon furchtbare Verbrechen verübt, Fehlentscheidungen getroffen und brutale Kriege angestiftet. Nicht immer war bewusstes Lügen der ausschlaggebende Faktor.

Für viele Menschen gehört täuschen, manipulieren, lügen und betrügen zum Alltag. Nicht unbedingt bei großen Dingen. Schon Kleinigkeiten lassen sich leichter handhaben, wenn man es mit der Ehrlichkeit nicht so genau nimmt. Oft sind dadurch jedoch Probleme vorprogrammiert, denn beim Lügen erwischt zu werden, führt meist zum Streit.

Willst du einen friedvollen und liebevollen Kontakt mit anderen Menschen haben, ist es ratsam, deren unterschiedliche Wahrheiten (Sichtweisen, Meinungen) zu berücksichtigen und zu akzeptieren. Damit du das Licht der Wahrheit durch deine Wirklichkeit strahlen lassen kannst, muss dir klar sein, dass der andere das Recht auf seine Wirklichkeit hat. Wenn das, was eine andere

Person sagt, mit ihrer inneren Überzeugungen übereinstimmt, sagt sie die Wahrheit. Diese muss dir aber nicht gefallen.

Um deiner individuellen Wahrheit näher zu kommen, führe folgende Übungen aus:

Konfrontiere dich mit deinen Ängsten, Sorgen und deiner Scham. Gestehe sie dir ein. Schreibe sie auf. Erlaube dir, mit anderen darüber zu reden. Setze dich ihnen im Handeln aus.

Erkenne den Unterschied zwischen wahrnehmen und einbilden. Was du wahrnimmst (mit all deinen Sinnen), ist deine Wahrheit. Was du dir einbildest, bildest du zu deiner Wahrheit.

Sage genau, was du willst. Vermeide das Rumeiern, Manipulieren und Durchlavieren.

Bringe ungeklärte Angelegenheiten in Ordnung. Bevor etwas dich dazu verführt, zu lügen – erledige es!

Lerne, zuzuhören und mitzufühlen. Höre und fühle das, was es für den anderen zur Wahrheit macht.

Sprich während des Haltens des EIP Nr. 21 folgende Affirmation/Sätze:

»Ich entscheide mich jetzt,
das Licht der Wahrheit
durch meine Wirklichkeit strahlen zu lassen
und meinen Willen ganz auf das
Leuchten-Wollen auszurichten.«

»Ich bin … (Name), und ich bitte darum, die energetische Information von **Wahrheit** in mein Körpersystem einfließen zu lassen.«

»Ich danke der **universellen Liebe, der göttlichen Quelle,** für die Integration von **Wahrheit** und bitte darum, die Energie und Information von … (z. B. Kontrolle, Lüge, Verschlossenheit) aus meinem kompletten **SEIN** zu lösen.«

»Löse sie aus allen **Inkarnationen** und aus meiner **Ahnenreihe**, bis zum **Ursprung der Zeit. So sei es! Danke.«**

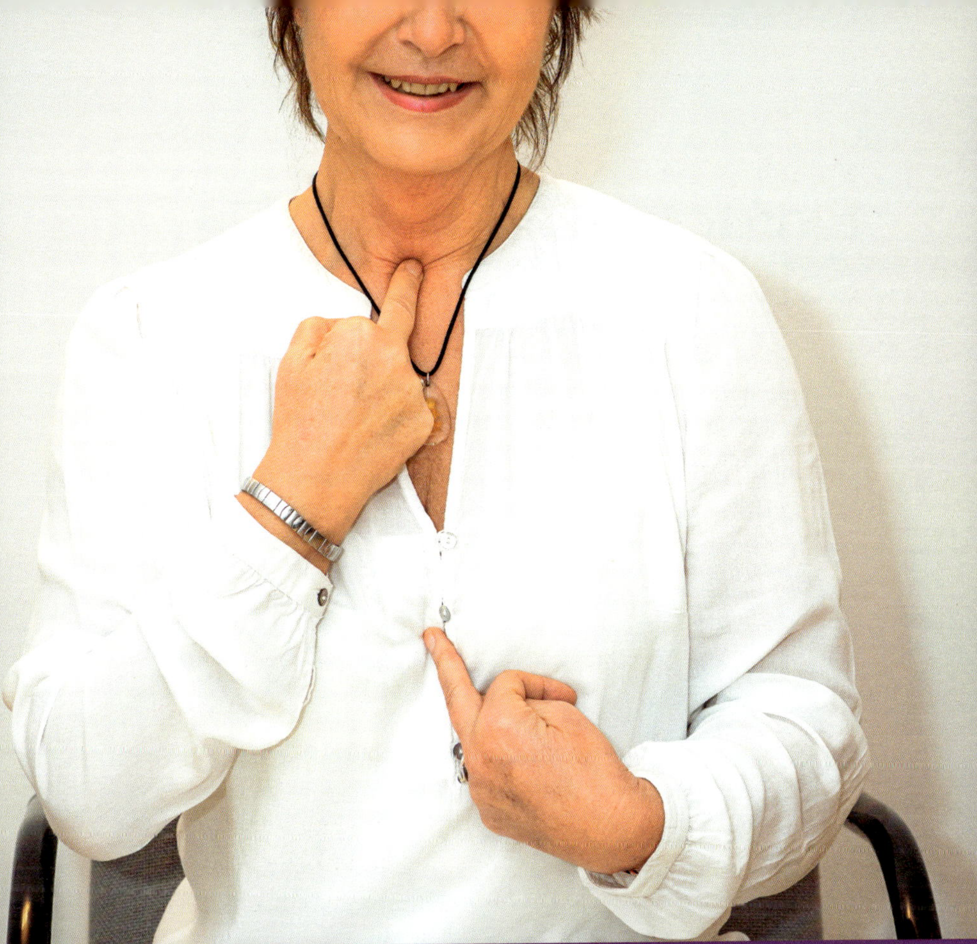

So hältst du den Punkt Nr. 21

Lege deinen linken oder rechten Mittelfinger in die Drosselgrube, die Vertiefung zwischen deinen Schlüsselbeinen.

Mit dem Mittelfinger deiner anderen Hand hältst du gleichzeitig den Punkt etwas oberhalb der Brustbeinspitze.

Einfache Übungen zum schnellen Stressabbau

Da jegliches Thema, mit dem ein Klient zu mir kommt, Stress im System verursacht, möchte ich dir an dieser Stelle zusätzlich noch zwei Übungen an die Hand geben, mit denen du für eine sofortige, wenn auch kurzfristige, Entlastung und Entspannung sorgen kannst. Diese Übungen kannst du ergänzend zu der Arbeit mit den EIPs durchführen.

Doch zunächst möchte ich kurz darauf eingehen, was Stress überhaupt ist. Laut Duden bedeutet Stress: »Bezeichnung für ›erhöhte Beanspruchung, starke Belastung physischer und/ oder psychischer Art‹.« Zugrunde liegt das englische Wort »stress« (Druck, Anspannung), das die gekürzte Form von »distress« (Sorge, Kummer) ist.

In der Medizin entspricht »Stress« dem deutschen Wort »Belastung«. Damit ist gemeint: Der Körper, jede einzelne Zelle, ist von Natur aus darauf eingestellt, ein harmonisches Gleichgewicht aller Körperfunktionen zu erhalten. Stressoren, also alles, was Belastung, d. h. Stress, erzeugt, gefährdet diese Balance. Physiologische Belastungen können sowohl Lust- als auch Unlustgefühle erzeugen, sowohl krank machend als auch heilend wirken.
Man unterscheidet deshalb zwischen: Disstress (griech. dis = schlecht), der Nichtbefriedigung vitaler Bedürfnisse beziehungsweise der Stimulierung der Unlustareale im limbischen System, und Eustress (griech. eu = gut), der Befriedigung

vitaler Bedürfnisse beziehungsweise der Stimulierung der Lustareale im limbischen System.
Das limbische System steuert alle unsere Gefühle. Hier sitzen unser Ärger und unsere Freude, die Lust und Unlust. Dieser Gehirnteil ist deshalb so interessant, weil er einen heißen Draht zu unserem Großhirn pflegt und auf diesem Weg relativ leicht mit seiner emotionalen Energie unser rationales Denken beeinflussen kann.
Wenn wir uns z. B. während einer Verhandlung von einem Gesprächspartner zu sehr ärgern lassen, wird unser ganzes Denken fortan von diesem negativen Gefühl »eingefärbt«. Das bedeutet, dass wir vermehrt die negativen Aspekte der Situation wahrnehmen (»schwarze Brille«), was wiederum das negative Gefühl verstärkt – ein Teufelskreis. Unterbrechen kann man diesen allerdings meist schon dadurch, dass man sich bewusst macht, was da gerade vorgeht. Natürlich gibt es auch das Phänomen der »rosaroten Brille«. Da funktioniert es genauso – nur mit positiven Gefühlen. Aber vernünftig denken kann man in keinem der beiden Fälle.

Stress bedeutet also zuerst einmal nur Belastung. Ob wir ihn als gut oder schlecht empfinden, als Lust oder Unlust erzeugend, hängt davon ab, wie er sich auswirkt, welche Folgen er hinterlässt. Er ist anfangs nur eine Information, ein Signal, das uns sagt: Bis hierhin und nicht weiter! Was bedeutet, wenn wir weitermachen wie bisher, werden wir auch nur dasselbe erhalten wie bisher! Stress ist also eine wirkungsvolle Aufforderung, etwas zu verändern.

Wenn du lernen willst, mit Stress angemessen umzugehen, nimm wahr:

» In welchen Situationen gerätst du in Stress?

» Wie reagierst du darauf, wie verändern sich dein Erleben, dein Verhalten, dein Handeln, deine Körperfunktionen?

» Welche Maßnahmen ergreifst du, um deinen Stress zu bewältigen?

» Wie kannst du diese Maßnahmen wirksam und erfolgreich gestalten?

DIE JETZT-ÜBUNG

Mit dieser Übung kannst du schnell und effektiv negative Emotionen loslassen, die dich aus deiner Mitte bringen. Sie stärkt dein inneres emotionales Gleichgewicht.

Durchführung der Übung:

» Schließe die Augen, und konzentriere dich einige Zeit mit allen Sinnen auf die Situation, die das negative Gefühl in dir hervorgebracht hat. Jedes negative Gefühl bedeutet für unser System Stress.

» Bewerte auf einer Skala von 0 bis 10 den Grad deiner negativen Gefühle. 0 bedeutet neutral und 10 sehr stark. Dadurch kannst du überprüfen, inwieweit der Stresslevel nach der Durchführung der Übung gesunken ist, und die Übung gegebenenfalls wiederholen.

» Frage dich nun: »Kann ich diese Situation jetzt loslassen?« Bei »Ja« gehe weiter zum nächsten Schritt. Bei »Nein« frage dich, ob du das Gefühl behalten willst oder ob du frei davon sein willst.

Das Loslassen:

» Visualisiere mit geschlossenen Augen ein inneres Bild von Loslassen, z. B. eine startende Rakete, einen fliegenden Sektkorken, explodierendes Dynamit, einen Eimer voll Wasser, der ausgeleert wird. Behalte dieses Bild während der weiteren Übung vor deinem inneren Auge. Atme bewusst ein und aus.

» Balle nun beide Hände zu Fäusten, die Daumen liegen dabei innen. Hebe die Arme nach oben, und dann schleudere sie schnell nach unten und öffne dabei die Fäuste. Sage (besser schreie) dabei laut »Jetzt«. Wiederhole diesen Vorgang 10–15 Mal.

» Stelle dir dann innerlich wieder die Skala deiner Gefühle vor, und schaue, wie sich der Wert verändert hat.

» Wenn der Wert höher als 3 ist, wiederhole die Übung so lange, bis eine deutliche Erleichterung zu spüren ist.

DIE INTENSIVE BAUCHATMUNG

Für diese Übung brauchst du nur wenige Sekunden. Es steht dir jedoch frei, sie auch länger zu praktizieren. Wenn du sie achtsam durchführst, wirst du relativ schnell bemerken, dass sich etwas positiv verändert. Dieses Mal ist dein Atem das Werkzeug, das die Veränderung hervorbringt. Am besten integrierst du die Übung in deinen Alltag, indem du morgens, mittags und abends einen Durchgang absolvierst. Übe auf jeden Fall, wenn dich ein Gefühl belastet.

Durchführung der Übung:

» Schließe die Augen, und konzentriere dich einige Zeit mit allen Sinnen auf die Situation, die das negative Gefühl in dir hervorgebracht hat.

» Bewerte auf einer Skala von 0 bis10 den Grad deiner Gefühle. Wie sehr bist du negativ beeinträchtigt durch das, was du gefühlsmäßig gerade erlebst? Stufe den Stresslevel jetzt ein. 0 bedeutet neutral und 10 sehr stark. Dadurch kannst du überprüfen, inwieweit der Stresslevel nach der Durchführung der Übung gesunken ist, und die Übung gegebenenfalls wiederholen.

» Nun lege deine Handflächen aneinander, als ob du beten oder den buddhistischen Gruß »Namaste« ausführen wolltest.

» Konzentriere dich jetzt kurz auf die Situation, die dich in einen emotionalen, körperlichen oder seelischen Stress gebracht hat.

» In dieser Gebetshaltung atme nun schnell und tief in den Bauch. Atme durch den Mund ein und kraftvoll wieder aus. Bemerke dabei, dass sich deine Bauchdecke beim Einatmen vorwölbt und dass sie beim Ausatmen zurücksinkt. Ist es umgekehrt, bist du in eine sogenannte paradoxe Atmung verfallen. Bemerke dies, und verändere es. Sollte dir bei dieser kraftvollen Atmung schwindelig werden, behalte den Atemrhythmus bei, atme jedoch etwas flacher.

» Mit Beginn des bewussten Atmens verändere deine innere Vorstellung dahin gehend, dass du dir jetzt eine positive Situation vor Augen führst. Solltest du die Übung durchführen, weil dir beispielsweise die Gehaltserhöhung verweigert wurde und du deshalb wütend bist, dann stelle dir jetzt z. B. vor, dass du dich mit Freunden triffst und einen lustigen Abend verbringst.

Mit dieser sehr aktiven Form des Atmens wirkst du einem Reflex entgegen, dem wir alle unterliegen – der flachen Atmung bei misslichen Situationen. Und wenn du chronisch flach atmest, kannst du davon ausgehen, dass du dich chronisch im Stress befindest. Stress bedeutet nun mal nicht nur, dass zu viel in zu kurzer Zeit zu erledigen ist, sondern Stress haben wir auch dann, wenn wir uns ärgern, eifersüchtig sind, uns finanzielle Nöte plagen, das Auto nicht anspringt oder wir uns für zu unfähig für etwas halten.

Immer dann, wenn wir ein Gefühl als zu schmerzhaft erleben, ist die reflexartige Reaktion, dass wir den Atem anhalten. Dieser Kampf-oder-Flucht-Reflex ist ein Überbleibsel aus Zeiten, als Kampf oder Flucht noch über Leben und Tod entschieden.

Dieser Reflex wird vom zentralen Nervensystem ausgelöst und bewirkt, dass Stresshormone in unseren Körper gepumpt werden. Diese werden allerdings nicht abgebaut, da wir ja nicht auf der Flucht sind. Durch das flache Atmen nehmen wir jedoch auch nicht genügend Sauerstoff auf und atmen außerdem zu wenig Kohlendioxid aus. Dies wiederum führt zu Stress auf Zellebene.

Die intensive Bauchatmung bewirkt, dass Stresshormone schneller abgebaut werden und dadurch dein Herz-Kreislauf-System angekurbelt wird. Die Sauerstoffaufnahme steigt, und dein Immunsystem wird ebenfalls gestärkt.

Beispiele aus meiner Coaching-Praxis

Anhand einiger Praxisbeispiele will ich dir verdeutlichen, wie du auch bei anderen Personen mit den EIPs arbeiten kannst. Somit hast du eine Anleitung nicht nur für dich, sondern auch für Familienmitglieder, Freunde, Klienten und/oder Patienten. Gleichzeitig erhältst du über diese Beispiele einen Einblick, wie vielfältig die Anwendungsmöglichkeiten der Energetischen Informationspunkte sind.

Um die Anonymität meiner Klienten zu wahren, habe ich sowohl deren Namen geändert als auch Zusammenhänge verfremdet.

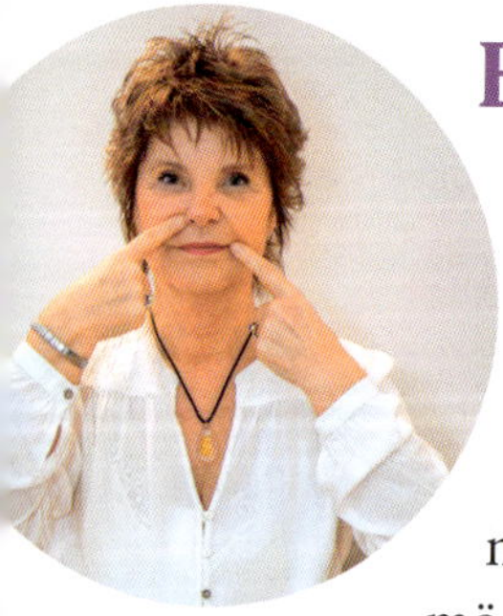

EIP Nr. 13: Loslassen

Lisa ist 48 Jahre alt und alleinerziehende Mutter eines mittlerweile erwachsenen Sohnes. Sie tut sich sehr schwer damit, diesen ausziehen zu lassen. Martin ist längst selbstständig und möchte endlich auf eigenen Beinen stehen. Er möchte seine Mutter nicht verletzen, hat diesbezüglich aber immer wieder Auseinandersetzungen mit ihr. Lisa sieht einerseits ein, dass es Zeit wird, Martin ziehen zu lassen, andererseits hat sie Angst um ihn und bedrängt ihn, mit dem Auszug wenigstens so lange zu warten, bis er eine feste Freundin hat. Lisa kommt in meine Praxis, weil sie merkt, dass ihr Verhalten Martin mehr von ihr trennt, als ihr lieb ist.

Nun ist es nicht wichtig, zu wissen, welche Informationen auf Zellebene zum Festhalten des Sohnes führen. Wir können davon ausgehen, dass Lisa negative Erfahrungen gesammelt hat, was das Autonomiestreben anbelangt. Ihre aktuellen Zellinformationen entsprechen diesen Erfahrungen und veranlassen sie zu ihrer übertriebenen Angstreaktion. Nun möchten wir den Zellen neue Informationen geben, sie quasi neu programmieren. Dafür ist es notwendig, dass sich Lisa die obligatorische Frage stellt:

»Welche neue Information braucht mein System, um Martin gut loslassen zu können?«

Alternative Fragen für Lisa: »… damit sich an dieser Situation etwas positiv verändern kann? … um mir und Martin den Auszug zu erleichtern? … damit ich Frieden finde, obwohl Martin auszieht? … damit ich mich mit Martin über seinen neuen Weg freuen kann?«

Es ist wichtig, Lisa den ersten Halbsatz im vorgenannten Wortlaut sprechen zu lassen, dies wurde mir aus der Geistigen Welt immer wieder dringlich vermittelt. Das Vervollständigen des Satzes ist abhängig von Lisas Wunsch. In ihrem Fall ist es das Loslassen-Können.

Im zweiten Schritt zieht Lisa mit ihrer linken, der sogenannten intuitiven Hand, eines der vorbereiteten 21 Kärtchen.

Lisa zieht tatsächlich die Nr. 13. Dieser Punkt entspricht der Information »Loslassen«. Passender hätte es nicht sein können. Jedoch wäre auch jeder andere Punkt stimmig gewesen. Hätte Lisa beispielsweise »Toleranz« oder auch »Lebensfreude« etc. gezogen, dann wären es diese Hinweise, die sie als neue Zellinformationen, bezogen auf den Auszug ihres Sohnes, gebraucht hätte.

Die Affirmation zum Energetischen Informationspunkt »Loslassen« lautet:

»Indem ich loslasse, erlaube ich mir, ich selbst zu sein, und meinem Gegenüber erlaube ich, es selbst zu sein.«

Die Punkte, die während des Sprechens der Affirmation und der rituellen Sätze gehalten werden, liegen beim EIP Nr. 13 rechts neben dem Nasenflügel und links neben dem Mundwinkel (die genaue Darstellung der Halteposition findest du auf S. 91). Oft ist es notwendig, die Affirmation zwei- bis dreimal hintereinander zu sprechen. Nach jedem Aussprechen sollte ein tiefes Ein- und Ausatmen erfolgen. Ich bitte Lisa, die Punkte zu halten und die Affirmation zu sprechen. Lisa bemerkt selbst, dass sie das Bedürfnis hat, den Satz mehrmals zu sprechen. Es ist wichtig, die Worte nicht nur runterzuleiern. Ich leite Lisa an, diese mit offenem Herzen und wachem Bewusstsein zu sprechen. Lisas Mundwinkel beginnen zu zittern, sie hält krampfhaft ihre Tränen zurück. Nachdem ich ihr versichere, dass es durchaus in Ordnung ist, den Tränen freien Lauf zu lassen, öffnen sich die Schleusen, und schluchzend spricht sie immer wieder die Affirmation.

Anschließend spricht Lisa noch folgenden rituellen Satz, während sie die Punkte weiterhin hält.

»Ich bin Lisa, und ich bitte darum, die energetische Information von ›Loslassen‹ in mein Körpersystem einfließen zu lassen.«

Nun lasse ich Lisa sich vorstellen, dass »Loslassen« eine Farbe hat. Dafür frage ich sie: »Wenn loslassen eine Farbe hätte, welche wäre das?« Lisa sieht die Farbe Himmelblau. Dieses Himmelblau lasse ich sie einatmen. Alternativ könnte sie sich auch vorstellen, dass sie in himmelblauem Wasser badet oder unter einer Dusche steht und sich von Himmelblau durchfluten lässt. Für diesen Vorgang nutze ich folgende anleitenden Worte: *»Stelle dir einfach vor, dass aus dem Kosmos Himmelblau zu dir flutet. Einfach und leicht ist es dir möglich, dieses Himmelblau einzuatmen. Mit jedem Atemzug atmest du dieses Blau des Himmels ein und lässt es in jede deiner Zellen fließen. Von Zelle zu Zelle fließt diese Farbe und informiert dich damit, loszulassen.«*
Diese kleine Anleitung kannst du natürlich auch mit deinen eigenen Worten ausdrücken.
Weiter geht es mit dem folgenden Satz.

»Ich danke der universellen Liebe, der göttlichen Quelle, für die Integration von ›Loslassen‹ und bitte darum, die Energie und Information von … (z. B. Widerstand, Festklammern, Angst) aus meinem kompletten Sein zu lösen.«

Alle in der Klammer stehenden Gefühlszustände dienen nur als Beispiele. Diese sollten mit den Gefühlen ausgetauscht werden, die dem negativen Zustand der Person entsprechen.

Bei Lisa sind es die Worte **Angst, Hilflosigkeit, Unsicherheit, Besorgnis.** An dieser Stelle des Prozesses lasse ich Lisa sich vorstellen, dass alle genannten Gefühlszustände auch eine Farbe haben. Lisa nennt Dunkelbraun. Ich schicke sie nun in die Vorstellung, dass das Himmelblau von »Loslassen« das Dunkelbraun aus den Zellen schwemmt. Hierfür nutze ich folgende kurze Anleitung: *»Stelle dir vor, wie das Himmelblau das Dunkelbraun aus den Zellen schwemmt. Ganz leicht ist es dem Himmelblau möglich, das Dunkelbraun aus den Zellen zu entfernen. Das Dunkelbraun fließt durch deinen Körper in die Beine und von dort in die Füße. Dann stelle dir vor, dass sich an deinen Fußsohlen Klappen befinden, die du kraft deines Willens öffnen kannst und über die das Dunkelbraun in den Boden abfließt.«*
Wenn dieser Vorgang von allein aufhört, kann Lisa zum nächsten Satz übergehen.

»Löse die soeben aufgezählten behindernden Informationen aus allen Inkarnationen und aus meiner Ahnenreihe bis zum Ursprung der Zeit. So sei es! Danke.«

Lisa ist nach diesem energetischen Prozess, auch durch das Weinen, ziemlich erschöpft. Gleichzeitig freut sie sich darüber, dass sie sich endlich erlaubt hat, ihren Gefühlen nachzugeben und sich einzugestehen, dass sie selbst ihre Bedürfnisse meistens hintangestellt hat. Sie will nun erforschen, was nach dem Auszug ihres Sohnes Neues in ihrem Leben auf sie warten könnte. Die 21 Tage der Arbeit mit den EIPs will sie für diese Selbsterforschung nutzen. Etwa zehn Monate später ruft Lisa mich an, um mir mitzuteilen, dass ihr Sohn schon seit sechs Monaten in einer WG lebt und sie selbst frisch verliebt sei.

EIP Nr. 19: Überfluss/ Fülle

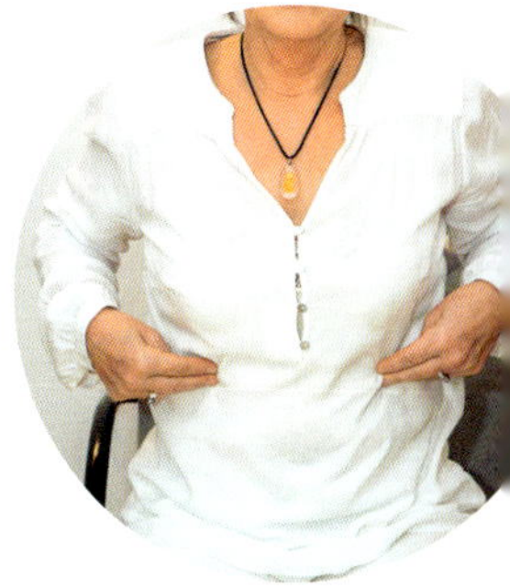

Andreas ist 59 Jahre alt und verheiratet. Seine zwei Söhne sind erwachsen und längst aus dem Haus. Seine gleichaltrige Frau arbeitet im Büro des gemeinsamen Handwerkbetriebes mit. Andreas kommt zum Coaching, weil sein Hausarzt ihm nahegelegt hat, seine körperlichen Beschwerden, die keine organischen Ursachen haben, mittels Entspannungsmethoden oder anderer Stressbewältigungsmaßnahmen zu lindern. Er leidet unter chronischen Rückenschmerzen und Schlafstörungen. Schlaftabletten lehnt er ab.

Neben all den Maßnahmen, die wir gemeinsam erarbeiten und durchführen, frage ich Andreas, ob er bereit wäre, sich auf eine energetische Methode einzulassen. Da sein Leidensdruck mittlerweile sehr hoch ist, ist er bereit, sich auf alles einzulassen, was auch nur minimale Linderung verspricht.

Somit darf sich auch Andreas die obligatorische Frage stellen:

»Welche neue Information braucht mein System, um leichter delegieren zu können?«

Dies ist nämlich sein größtes Problem. Er war bisher nicht in der Lage, Arbeiten abzugeben und sich dadurch Freiräume zur täglichen Erholung zu schaffen.

Alternative Fragen für Andreas: »… damit ich wieder gut durchschlafen kann? … um die Rückenschmerzen zu lindern? … um besser entspannen zu können? … damit ich meine negativen Gedanken abschalten kann?«

Das Delegieren-Können stößt bei Andreas auf die größte Resonanz. Noch einmal lasse ich ihn den kompletten Satz sprechen, während er sich innerlich vorstellt, dass er gewisse Arbeitsabläufe an fähige Mitarbeiter abgibt. Dann halte ich ihm die vorbereiteten 21 Kärtchen hin, von denen er eines mit der linken Hand zieht.
Andreas zieht die Karte Nr. 19. Diese entspricht dem Energetischen Informationspunkt »Überfluss/Fülle«.

Die dazugehörende Affirmation lautet:

»Ich tue, was ich liebe,
und wähle ein Leben in Fülle und Überfluss.«

Die Punkte, die während des Sprechens der Affirmation und der rituellen Sätze gehalten werden, liegen beim EIP Nr. 19 links und rechts am Brustkorbende unterhalb der Brustwarzen (die genaue Darstellung der Halteposition findest du auf S. 115).

Anschließend spricht Andreas den folgenden rituellen Satz, während er die Punkte weiterhin hält.

»Ich bin Andreas, und ich bitte darum, die energetische Information von ›Überfluss‹ und ›Fülle‹ in mein Körpersystem einfließen zu lassen.«

Sobald Andreas die Finger auf die Energetischen Punkte gelegt und die Affirmation und den rituellen Satz gesprochen hat, bäumt sich alles in ihm dagegen auf. Stotternd berichtet er: »Ich tue überhaupt nicht, was ich liebe. Ich habe die Firma von meinem Vater übernommen, weil dieser darauf bestanden hat. Eigentlich wollte ich im Ausland Medizin studieren. Doch mein Vater hat sich jedes Mal, wenn ich diesbezüglich etwas verlauten ließ, so aufgeregt, dass er sogar Herzattacken bekommen hat. Mir blieb doch gar nichts anderes übrig, als klein beizugeben. Und Fülle und Überfluss waren in all den Jahren nie vorhanden. Immer hat die Firma nur gerade so überlebt. Wenn meine Frau nicht mitarbeiten würde – ich könnte keine weitere Kraft bezahlen.«
All diese Details waren bisher bei unseren Sitzungen nie zur Sprache gekommen. Aus Scham darüber hatte er geschwiegen. Und seiner Meinung nach ging es nur um den Stress.

Wir arbeiten mit dem Energetischen Informationspunkt Nr. 19 weiter. Andreas spricht während des Haltens der Punkte erneut die Affirmation und stellt sich eine Situation vor, die für ihn in Überfluss und Fülle zu leben bedeutet. Dann soll er sich vorstellen, dass »Fülle/Überfluss« eine Farbe haben. Ich frage ihn: »*Wenn Überfluss und Fülle eine Farbe hätten, welche wäre das?*« Ganz spontan nennt Andreas Rot. Dieses Rot lasse ich ihn einatmen und gebe ihm gleichzeitig zum leichteren Visualisieren auch einige innere Bilder vor: »*Stelle dir einfach vor, dass rote Farbe oder ein roter Strom aus dem Kosmos zu dir fließt. Es fällt dir leicht, dieses Rot tief einzuatmen und in jede deiner Zellen hineinfließen zu lassen. Von Zelle zu Zelle fließt das Rot und informiert sie, dass Überfluss und Fülle zum Leben dazugehören.*«

Andreas möchte die Affirmation weitere vier Male wiederholen. Nach jedem Mal lasse ich ihn tief ein- und ausatmen, sodass er das Gesagte gut verinnerlichen kann. Erst nach dem vierten Aussprechen gelingt es ihm, den Satz flüssig zu artikulieren, während ein leichtes Lächeln seine Mundwinkel hochzieht. Den Visualisierungsprozess lasse ich so lange andauern, bis ich anhand der Atmung wahrnehme, dass Andreas mit Rot gefüllt ist. Dann bitte ich ihn, mir Bescheid zu geben, wenn das Rot von allein aufhört, zu strömen.

Wieder leite ich Andreas an, folgenden Satz achtsam und voller Absicht nachzusprechen:

»Ich danke der universellen Liebe, der göttlichen Quelle, für die Integration von ›Überfluss‹ und ›Fülle‹ und bitte darum, die Energie und Information von Stress, Nicht-abgeben-Können, Schmerz und Existenzangst aus meinem kompletten Sein zu lösen.«

Die Worte, die ich statt Mangel, Neid und Geiz einfüge (siehe S. 114), entsprechen dabei der Problematik von Andreas. Erneut arbeiten wir mit Farbe, und Andreas stellt sich vor, dass alle genannten negativen Gefühlszustände die Farbe Dunkelgrün haben. Ich schicke ihn nun in die Vorstellung, dass das Rot von »Überfluss/Fülle« das Dunkelgrün aus den Zellen schwemmt. Hierfür nutze ich folgende kurze Anleitung: *»Stelle dir vor, dass das Dunkelgrün von dem Rot aus den Zellen geschwemmt wird. Während immer mehr Rot in die Zellen einfließt, verdünnt sich das Dunkelgrün und fließt ab. Das Rot schwemmt das Dunkelgrün aus. Dieses fließt in die Beine und von dort in die Füße. Stelle dir einfach vor, dass sich an*

deinen Fußsohlen Klappen befinden, über die das Dunkelgrün abfließt. Es fließt in den Boden und von dort in die Erde. Mutter Erde kümmert sich um die Transformation.«
Sobald dieser Prozess abgeschlossen ist, gehen wir zum nächsten Satz über. Ich spreche ihn wieder vor, und Andreas spricht nach:

»Löse die soeben aufgezählten behindernden Informationen aus allen Inkarnationen und aus meiner Ahnenreihe bis zum Ursprung der Zeit. So sei es! Danke.«

Andreas arbeitet 21 Tage lang mit dem EIP Nr. 19. Es fällt ihm tatsächlich von Tag zu Tag leichter, gewisse Arbeitsabläufe an seine Mitarbeiter abzugeben. Die freuen sich über das Vertrauen, das der Chef ihnen schenkt, und plötzlich sind Arbeitsabläufe möglich, die vorher undenkbar schienen.

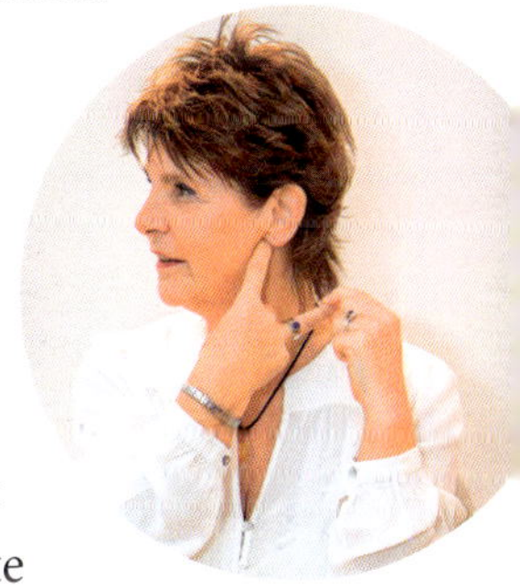

EIP Nr. 14: Mitgefühl

Brigitte, 38 Jahre alt, kommt zu mir in die Praxis, weil sie ihr Kind nicht mehr versteht. Ihre Tochter Julia ist 15, in der Pubertät, und hat sich vom niedlichen Mädchen in eine Kratzbürste verwandelt. Sie ist giftig, zickig und bockig, wann immer Brigitte etwas von ihr möchte. Julia hingegen empfindet ihre Mutter als peinlich und zieht sich immer mehr von ihr zurück. Brigitte hat Angst, ihre Tochter zu verlieren.

Vor der zwingenden Frage: *»Welche neue Information braucht dein System, …«* bespreche ich mit Brigitte ihr Ziel. Was genau möchte sie in Bezug auf Julia bei sich selbst positiv verändert wissen? Brigitte hat ein Problem damit, ihre Wünsche positiv auszudrücken. Immer wieder kommen Sätze wie: »Ich möchte, dass Julia mich nicht mehr angiftet«, »Julia soll aufhören, mich als peinlich zu betrachten«, »Ich will nicht mehr ausrasten, wenn Julia mir gegenüber so bockig ist.« Ich erkläre Brigitte, dass das menschliche Gehirn Wörter wie »nicht«, »nein« oder »keine« nur schwer verarbeiten kann. Dies hängt damit zusammen, dass dem Gehirn Abstraktionen und Konzepte für Verneinungen fehlen. Um eine Negation zu verarbeiten, müssen wir den Fokus automatisch auf das richten, was wir nicht wollen. Also bleibt Brigitte in diesem Fall gar nichts anderes übrig, als an eine bockige Julia zu denken und dadurch wieder ungute Gefühle zu produzieren.

Schließlich formuliert Brigitte folgenden Wunsch für sich:

»Welche neue Information braucht mein System, damit ich ruhig und gelassen bleiben kann, egal, was von Julias Seite kommt?«

Folgende alternative Fragen hat Brigitte ausprobiert und verworfen: »… damit Julia mir nahe bleibt? … damit Julia umgänglicher wird? … damit ich mich besser mit Julia verstehe? … damit ich Verständnis für Julia haben kann?«

Nun lasse ich Brigitte diesen Satz sagen, während sie eines der 21 Kärtchen mit der linken Hand zieht. Die Karte Nr. 14 »Mitgefühl« fällt ihr fast entgegen. Die Affirmation lautet:

»Ich schenke mir und anderen unendliches Mitgefühl.«

Die Punkte, die während des Sprechens der Affirmation und der rituellen Sätze gehalten werden, liegen beim EIP Nr. 14 in der Vertiefung links hinter dem Ohrläppchen und an der Nagelfalz der rechten Ringfingerkuppe (die genaue Darstellung der Halteposition findest du auf S. 95).

Während Brigitte die Punkte hält und immer wieder die Affirmation spricht, fließen Tränen. Sie will gar nicht damit aufhören, sich diese Bejahung immer wieder zu sagen. Endlich, nach einem tiefen Seufzer, ist sie bereit, auch die anderen rituellen Sätze zu sprechen.

»Ich bin Brigitte, und ich bitte darum, die energetische Information von ›Mitgefühl‹ in mein Körpersystem einfließen zu lassen.«

Die Farbe, die sie auf meine Frage hin mit »Mitgefühl« verbindet, ist Rosa. Dieses Rosa lasse ich sie einatmen. Ich gebe ihr auch das Bild vor, dass sie sich in ein Vollbad mit rosa Wasser legen und sich von diesem Rosa umspülen und durchspülen lassen kann. Mit geschlossenen Augen und einem Lächeln im Gesicht schnurrt sie regelrecht, während sie sich dieser Vorstellung hingibt.

Dann spricht mir Brigitte folgende Worte nach:

»Ich danke der universellen Liebe, der göttlichen Quelle, für die Integration von ›Mitgefühl‹, und ich bitte darum, die Energie und Information von Wut, Trauer, Ohnmacht, Lieblosigkeit, Intoleranz und Verlustangst aus meinem kompletten Sein zu lösen.«

Als Farbe, die diese negativen Gefühle symbolisiert, nennt sie Feuerrot. Diese Farbe darf nun vom Rosa des Mitgefühls aus den Zellen hinausgedrängt werden. Auch Brigitte helfe ich dabei, ihre Vorstellung zu vertiefen, indem ich folgende Sätze spreche: *»Rosa fließt von Zelle zu Zelle und drängt das Feuerrot aus ihnen hinaus. Dieses fließt in die Beine und von dort in die Füße. Einfach und leicht kannst du Klappen an deinen Fußsohlen öffnen, damit das Feuerrot abfließen kann. Es fließt einfach in die Erde und versickert dort.«*

Sobald Brigitte signalisiert, dass das Abfließen von Feuerrot und das Nachfließen von Rosa abgeschlossen sind, lasse ich sie nachsprechen:

»Löse die soeben aufgezählten behindernden Informationen aus allen Inkarnationen und aus meiner Ahnenreihe bis zum Ursprung der Zeit. So sei es! Danke.«

Auch Brigitte empfehle ich, dass sie mit diesem Punkt 21 Tage lang arbeitet. Nach acht Wochen meldet sie sich, um mir mitzuteilen, dass Julia überraschenderweise einem gemeinsamen Urlaub zugestimmt hat, was vor dieser Arbeit undenkbar gewesen wäre. Sie ist überglücklich, auch wenn Julia immer noch eine pubertierende Teenagerin ist. Jedoch hat Brigitte ihren Weg gefunden, mit den Befindlichkeiten ihrer Tochter gelassener umzugehen.

EIP Nr. 17: Selbstliebe

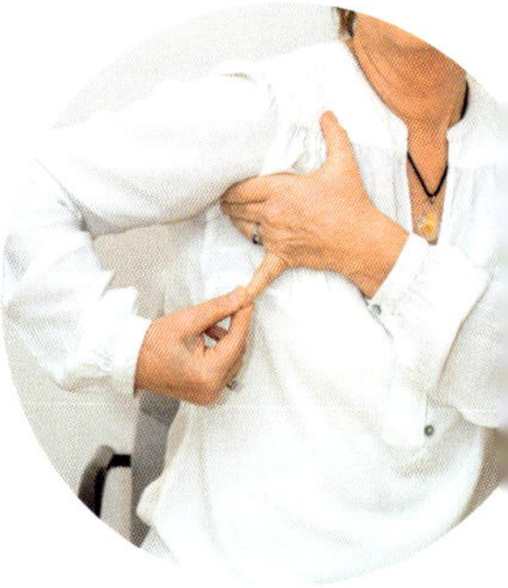

Petra, 42 Jahre, Leiterin eines Kindergartens und Mutter von drei halbwüchsigen Kindern, fühlt sich komplett überfordert. Ihren Kindern gegenüber hat sie ein permanent schlechtes Gewissen, weil sie innerlich wütend auf sie ist. Ihre Partnerschaft dümpelt schon seit Jahren nur noch dahin, sodass sie sich ihrem Mann gegenüber schuldig fühlt, weil sie sich ihm sexuell meist verweigert. Zwei von ihr stark verinnerlichte Überzeugungen lauten »Männer sind nie da, wenn man sie braucht« und »Kinder treiben einen zum Wahnsinn«. Die Frage, wie eine gute Lösung für sie aussehen könnte, kann sie kaum beantworten. All ihre Wünsche verwirft sie sofort mit der Aussage: »Das geht ja nicht, weil …« oder »Das wäre schön, aber …«.
Somit kommen wir auf folgende Frage:

»Welche neue Information braucht mein System, damit ich mir gegenüber fürsorglicher bin?«

Petra verwirft folgende Alternativen: »… damit ich mich selbst verwirklichen kann? … damit ich sexuell aktiver sein möchte? … um meinen Kindern gegenüber eine ausgeglichenere Mutter sein zu können? … damit ich mich mit mir und in mir wohlfühlen kann?«

Nachdem sie sich für die Fürsorglichkeit entschieden hat, zieht sie mit geschlossenen Augen und der linken Hand ein Zahlenkärtchen. Es ist die Nr. 17, der EIP »Selbstliebe«. Passender hätte es nicht sein können.

Die Affirmation zum EIP 17 lautet:

»Ich bin Teil einer universellen Liebe, die mich mit allen anderen verbindet und mein Leben durchdringt. Ich bin bereit, alte Verletzungen loszulassen.«

Die Punkte, die während des Sprechens der Affirmation und der rituellen Sätze gehalten werden, liegen beim EIP Nr. 17 unter der rechten Achsel und an der Nagelfalz des linken kleinen Fingers (die genaue Darstellung der Halteposition findest du auf S. 107).

Ich lasse Petra die Punkte halten und die Affirmation nachsprechen. Mit dem zweiten Teil, »Ich bin bereit, alte Verletzungen loszulassen«, hat sie größte Probleme. Sie schluckt krampfhaft, schüttelt immer wieder leicht den Kopf und ballt die Fäuste. Nachdem ich sie auf ihre körperlichen Reaktionen aufmerksam mache, entschlüpft ihr, dass sie nicht bereit sei, alte Verletzungen loszulassen. Dann erzählt sie stockend, dass ihr Mann sie am Anfang ihrer Ehe lange mit einer guten Freundin betrogen habe. Nachdem die Affäre aufflog, beendete er diese zwar, und Petra verzieh ihm, jedoch kann sie sie nicht vergessen und schon gar nicht loslassen. Diese Geschichte ist 18 Jahre her und immer noch traumatisch im Zellsystem von Petra verankert. Ich lasse sie tief in diese verletzenden Gefühle eintauchen und gleichzeitig immer wieder die Affirmation sprechen, während sie weiterhin die Punkte hält. Langsam wird ihr Atem verhaltener, sie kommt zur Ruhe und kann den nächsten Satz sprechen.

»Ich bin Petra, und ich bitte darum, die energetische Informati-on von ›Selbstliebe‹ in mein Körpersystem einfließen zu lassen.«

Nun kann ich Petra zur Farbe befragen: *»Wenn ›Selbstliebe‹ eine Farbe hätte, welche wäre das?«* Ihr kommen Regenbogen-farben in den Sinn. Alle Farben des Regenbogens möchte sie haben. Ich lasse sie sich in der Vorstellung unter einen Re-genbogen stellen, der seine Farben über sie ausschüttet. Diese fließen dabei nicht nur über sie, sondern auch in sie hinein. Sie durchfließen ihren gesamten Körper, kleiden ihn aus und hüllen ihn komplett ein.

Als Nächstes spricht sie mir nach:

»Ich danke der universellen Liebe, der göttlichen Quelle, für die Integration von ›Selbstliebe‹ und bitte darum, die Energie und Information von Schuld, schlechtem Gewissen, Festhalten, Selbs-tablehnung, Minderwertigkeit und Wertlosigkeit aus meinem kompletten Sein zu lösen.«

Als Farbe für all diese negativen Befindlichkeiten wählt Petra Dunkelblau. Die Farben des Regenbogens schwemmen nun das Dunkelblau aus den Zellen. Langsam schleicht sich ein Lächeln auf ihre Lippen, und sie schildert, dass sie innerlich einen Regenbogen sieht, auf dem sie rutscht wie auf einer Kinderrutsche. Immer, wenn sie am Ende des Regenbogens ankommt, strömen alle Farben in ihre Zellen und verdrängen das Dunkelblau. Ich lasse sie mental die Klappen an ihren Fußsohlen öffnen, sodass die negativen Zellprägungen mit dem Dunkelblau aus ihrem Körper in die Erde abfließen können.

Als es innerlich aufhört, zu fließen, gibt sie mir ein Zeichen, sodass sie die abschließenden Sätze sprechen kann:

»Löse die soeben aufgezählten behindernden Informationen aus allen Inkarnationen und aus meiner Ahnenreihe bis zum Ursprung der Zeit. So sei es! Danke.«

Auch Petra erhält ihre Hausaufgabe in Form der 21-Tage-Praxis. Ihr Verhalten hat sie kaum merklich verändert, wird ihrem Mann gegenüber jedoch offener, was dieser während einer Coaching-Sitzung bei mir schildert. Immer häufiger nimmt Petra ihre Kinder in die Pflicht. Sie kann immer leichter auch einmal Nein sagen und sich selbst Annehmlichkeiten gönnen. Nach sechs Monaten kommt sie wieder zu mir und erzählt freudestrahlend, dass das schlechte Gewissen ihren Kindern gegenüber kein Thema mehr ist. Da ihr Mann zwischenzeitlich auch im Coaching bei mir ist, nimmt ihre Ehe wieder Fahrt auf, und Petra freut sich auf den ersten Urlaub seit ewigen Zeiten mit ihm allein.

Der EIP 17 ist übrigens der Punkt, der überproportional häufig genannt bzw. gezogen wird. Hierzu eine kleine Geschichte, die ich 2015 auf den »Schirner Tagen« in Darmstadt erlebte. Ich hielt auf dieser spirituellen Messe einen Vortrag mit dem Titel »Einführung in die Praxis der Energetischen Informationspunkte«. Ich forderte die Zuhörer auf, sich eine problematische Situation vorzustellen oder ein Symptom, einen Schmerz, eine emotionale oder mentale Belastung. Irgendetwas, was sie als ungut wahrnahmen. Dann sollten sie sich die dir nun schon bekannte Frage stellen: »Welche Information braucht mein System, um dieses innerlich wahrgenommene

Problem positiv zu beeinflussen?« Anschließend fragte ich das Publikum: »Wenn du 21 Zahlen zur Verfügung hast, welche Zahl kommt dir bei dieser Frage spontan in den Sinn?« Dann bat ich um Handzeichen all derer, die dabei an die Zahl 17 gedacht hatten. Ca. 60 Prozent der Zuhörer hob die Hand. Das Thema der Selbstliebe ist ganz offensichtlich in unserer westlichen Welt eine große Herausforderung.

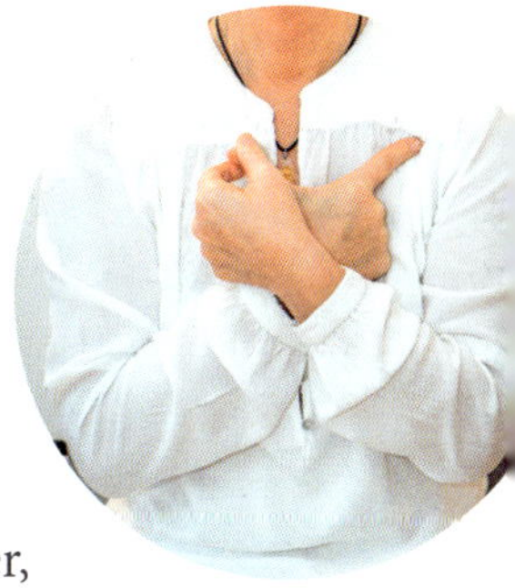

EIP Nr. 4: Freisein

Hannelore, 62 Jahre, selbstständige Rechtsanwältin, klagt über ständig wechselnde und wiederkehrende Schmerzen im unteren Rücken und im rechten Knie. Ihre Stimmung ist im Keller, und sie schafft es kräftemäßig kaum noch, ihrer Arbeit gerecht zu werden. Da sie von Kindesbeinen an gelernt hat, die Zähne zusammenzubeißen, arbeitet sie trotz der massiven Schmerzen seit zwei Jahren unter Zuhilfenahme immer stärkerer Schmerzmittel. Die Ärzte sprechen von Rheuma und ziehen eine Operation des Knies in Betracht. Hannelore möchte sich neben den schulmedizinischen Möglichkeiten auch energetisch begleiten lassen.

»Welche neue Information braucht mein System, damit ich mich annehmen kann, auch wenn ich nicht funktioniere?« So lautet ihr erster Versuch einer Antwort auf die Frage nach der neuen Information für die Zellen. Sie ist böse auf sich, weil sie schwächelt, wie sie es nennt. Sie schimpft sich innerlich permanent aus, wenn das Knie oder der Rücken einmal wieder nicht so

wollen wie sie. Sie wertet sich ab, fühlt sich minderwertig und unnütz. Wir suchen gemeinsam nach einer optimistischeren Ausdrucksweise. Nach einigen weiteren ungeeigneten Formulierungen findet Hannelore folgenden Satz stimmig:

»Welche neue Information braucht mein System, damit ich mich annehmen kann, auch wenn ich Schmerzen habe?«

Diese alternativen Formulierungen waren für Hannelore zu kraftlos und damit ungeeignet: »… damit ich meine Arbeit erledigen kann? … damit ich besser mit den Schmerzen umgehen kann? … um mich gesund sein zu lassen? … um weiterhin zu funktionieren?«

Hannelore schließt ihre Augen und tastet mit der linken Hand über die Zahlenkärtchen. Sie kann sich schlecht entscheiden. Schließlich zieht sie das letzte Kärtchen in der Reihe. Es ist die Nr. 4, die für den EIP »Freisein« steht. Die Affirmation dazu lautet:

»Ich bin bereit, meine mir innewohnende Kraft wahrzunehmen und weise anzuwenden – dadurch bin ich frei in meinem Sein und Tun.«

Hannelore hat sich noch nie frei gefühlt. Kraftvoll ja, aber frei – nein. Ein strenges Elternhaus, eine einengende Ehe, fordernde Kinder und Mandanten, so zumindest schildert sie ihre negativen Erfahrungen mit Freisein. »Und die Kraft geht mir seit Monaten auch durch die dauernden Schmerzen flöten«, schiebt sie hinterher.

Die Punkte, die während des Sprechens der Affirmation und der rituellen Sätze gehalten werden, liegen beim EIP Nr. 4 einen Daumenbreit unter dem linken Schlüsselbein neben dem Schultergürtel und an der Nagelfalz des linken Daumens (die genaue Darstellung der Halteposition findest du auf S. 55). Hannelore hält nun diese Punkte.

Ihre Augen füllen sich mit Tränen, die sie resolut wegwischt, um den Satz sofort noch einmal sehr hart und emotionslos nachzusprechen. Ich bitte sie daraufhin, ihr Herz zu öffnen, um die Worte voller Bewusstheit zu formulieren und diese dabei tief in sich zu fühlen. Beim dritten Aussprechen gelingt es ihr, und wir können zum nächsten Satz übergehen.

»Ich bin Hannelore, und ich bitte darum, die energetische Information von ›Freisein‹ in mein Körpersystem einfließen zu lassen.«

Als Nächstes frage ich sie: »Wenn ›Freisein‹ eine Farbe hätte, welche wäre das?« Für Hannelore bedeutet »Freisein« Gelb, was sie mir lächelnd sagt. Dieses Gelb lasse ich sie nun einatmen, und ich helfe ihr bei ihrer Vorstellung, indem ich ihr einige Bilder vorgebe: *»Stelle dir vor, dass aus der Atemluft Gelb zu dir fließt. Jedes Sauerstofftröpfchen ist mit Gelb aufgeladen, und du atmest es tief in dich herein. Schaue dir innerlich zu, wie das Gelb von Zelle zu Zelle fließt und diese durchdringt. Mit dem Blutstrom fließt das Gelb in jede deiner Zellen und informiert sie darüber, was es heißt, frei zu sein.«*

Die Farbe Gelb steht übrigens in Resonanz zu unserem 3. Chakra, dem Solarplexus-Chakra. Im Solarplexus-Chakra ist der Sitz unserer persönlichen Macht und Kraft. »Ich stehe zu mir und meiner Meinung« ist ein Schlüsselsatz für die Energie, die sich in diesem Bereich entwickelt. Sich frei fühlen zu können, ist leichter, wenn dieses Chakra genügend Energie besitzt. Insofern kommt es nicht von ungefähr, dass Hannelore Gelb mit »Freisein« verbindet.

Die weiteren rituellen Sätze spricht sie ebenfalls nach:

»Ich danke der universellen Liebe, der göttlichen Quelle, für die Integration von ›Freisein‹ und bitte darum, die Energie und Information von Schmerz, Wertlosigkeit, Minderwertigkeit und Gefangensein aus meinem kompletten Sein zu lösen.«

Auf die Frage, welche Farbe alle diese negativen Eigenschaften hätten, antwortet Hannelore: »Lila.« Ich leite sie an, sich vorzustellen, wie das Gelb das Lila aus den Zellen drängt. Folgende Sätze helfen ihr dabei: *»Stelle dir einfach vor, dass das Gelb des ›Freiseins‹ das Lila mit all seinen negativen Attributen aus den Zellen schwemmt. Immer mehr Gelb fließt in die Zellen, sodass das Lila seinen Platz räumen muss. Es fließt in die Beine und von dort in die Füße. Stelle dir vor, dass du an den Fußsohlen Klappen öffnen kannst, über die das Lila hinausfließt. Wenn es aufhört, zu fließen, gib mir bitte ein Zeichen.«*

Nachdem sie mir das Zeichen gegeben hat, spricht sie mir wieder nach:

»Löse die soeben aufgezählten behindernden Informationen aus allen Inkarnationen und aus meiner Ahnenreihe bis zum Ursprung der Zeit. So sei es! Danke.«

Lange Zeit höre ich nichts von Hannelore. Erst ungefähr zwei Jahre nach ihrem letzten Besuch bei mir erzählt mir eine gute Freundin von ihr, dass sie ausgewandert sei. Sie habe ihre Kanzlei verkauft und sich einen Jugendtraum erfüllt. Sie ist nach Griechenland gezogen – ihrem Sehnsuchtsland – und betreibt dort ein kleines Restaurant mit deutscher Küche. Nach einem Jahr habe sie einen Mann kennengelernt und stehe nun kurz vor ihrer Hochzeit. Von Rückenschmerzen oder Knieproblemen hätte ihr Hannelore nichts erzählt.

EIP Nr. 21: Wahrheit

Lars, 52 Jahre, hat seine Frau während einer Geschäftsreise betrogen. Aus dieser anfänglichen Affäre wurde eine mehrere Monate dauernde Beziehung. Seine Frau kommt ihm durch eine aufploppende Textnachricht auf seinem Handy auf die Schliche. Er beendet diese Beziehung, merkt jedoch, dass es mehr braucht, um wieder ganz zu seiner Frau zurückzufinden. Er hat Schwierigkeiten mit dem Älterwerden und beschreibt seinen Zustand als »so etwas wie eine Midlife-Crisis«. Die andere Frau bestätigte lediglich seine Hoffnung, noch ein »guter Jäger« zu sein.

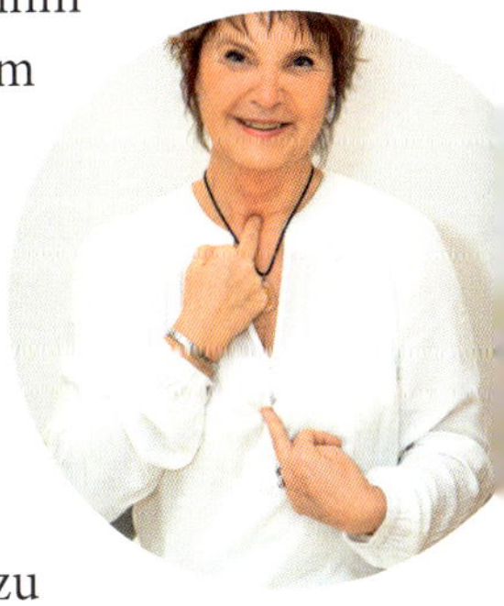

Auf der Suche nach neuen Inhalten gegen die Leere in seinem Leben kommen wir auch zu den Energetischen Informationspunkten. Lars fragt sich:

»Welche neue Information braucht mein System, damit ich den Sinn in meinem Leben wiederfinde?«

Alternative Formulierungen für Lars waren: »… um wieder zu meiner Frau zurückzufinden? … um die andere Frau ganz vergessen zu können? … damit ich mich nicht so schuldig fühle? … um mich wieder jünger fühlen zu können?«

Von den Zahlenkärtchen, die ich Lars hinhalte, nachdem er sich die Frage gestellt hat, möchte er keine blind ziehen. Er will ganz spontan die Zahl 21. Hinter dem EIP Nr. 21 verbirgt sich »Wahrheit«. Die dazugehörige Affirmation lautet:

»Ich entscheide mich jetzt, das Licht der Wahrheit durch meine Wirklichkeit strahlen zu lassen und meinen Willen ganz auf das Leuchten-Wollen auszurichten.«

Lars strahlt, als er diesen Satz hört. Wahrheit ist ihm wichtig, und er hat sehr darunter gelitten, seine Frau so oft anzulügen. Schuld und Scham waren seine ständigen Begleiter. Jetzt fühlt er, dass sich etwas ändern kann.

Die Punkte, die während des Sprechens der Affirmation und der rituellen Sätze gehalten werden, liegen beim EIP Nr. 21 in der Kuhle am Hals und etwas oberhalb der Brustbeinspitze zwischen den Brustwarzen (die genaue Darstellung der Halteposition findest du auf S. 123).

Nach dem Sprechen der Affirmation atmet er tief ein und aus. Es scheint, als ob eine Zentnerlast von ihm abfällt. Lars möchte den Satz noch zweimal sprechen, bevor er bereit ist, mit dem nächsten rituellen Satz weiterzumachen.

»Ich bin Lars, und ich bitte darum, die energetische Information von ›Wahrheit‹ in mein Körpersystem einfließen zu lassen.«

Auf die Frage, welche Farbe »Wahrheit« hat, kommt bei ihm Hellgrün. Diese Farbe lasse ich ihn tief einatmen, sich regelrecht darin aalen, sodass die Farbe wieder von Zelle zu Zelle fließen kann.

Es fällt Lars leicht, sich auf diesen energetischen Prozess einzulassen und auch die rituellen Sätze vollkommen bewusst nachzusprechen. Er fühlt sich an seine Kindheit erinnert. Als Sohn sehr gläubiger Eltern war es für ihn selbstverständlich, zur Beichte zu gehen. Das Bekenntnis von Sünde und Schuld und die zugesprochene Vergebung Gottes gehören für ihn zum Kern des christlichen Glaubens. Und ähnlich empfindet er nun diese rituellen Sätze – wie eine Vergebung Gottes. Und so spricht er: *»Ich danke der universellen Liebe, der göttlichen Quelle, für die Integration von ›Wahrheit‹ und bitte darum, die Energie und Information von Schuld, Scham, Lügen, Ausflüchten und Sinnlosigkeit aus meinem kompletten Sein zu lösen.«* Als Farbe für diese negativen Gefühle nennt er Braun. Es ist einfach für ihn, innerlich den Vorgang des Einfließenlassens von Hellgrün und des Herauslösens von Braun zu visualisieren. Jeder seiner Atemzüge bewirkt, dass er mehr strahlt. Dieser Vorgang tut ihm offensichtlich sehr gut.

Auch die letzten Sätze spricht er voller Inbrunst nach:

»Löse die soeben aufgezählten behindernden Informationen aus allen Inkarnationen und aus meiner Ahnenreihe bis zum Ursprung der Zeit. So sei es! Danke.«

Lars und seine Frau kommen noch einige Male zum Beziehungscoaching zu mir. Es ist sehr berührend, zu erleben, wie diese langjährige Ehe neu erblüht. Beide sind mehr als bereit, an ihren Themen zu arbeiten und dem jeweils anderen die Chance zu geben, Wiedergutmachung zu üben und zu verzeihen. Auch seine Frau arbeitet mit den EIPs und findet dadurch ihren Weg zu Lars zurück.

EIP Nr. 10: Kraft

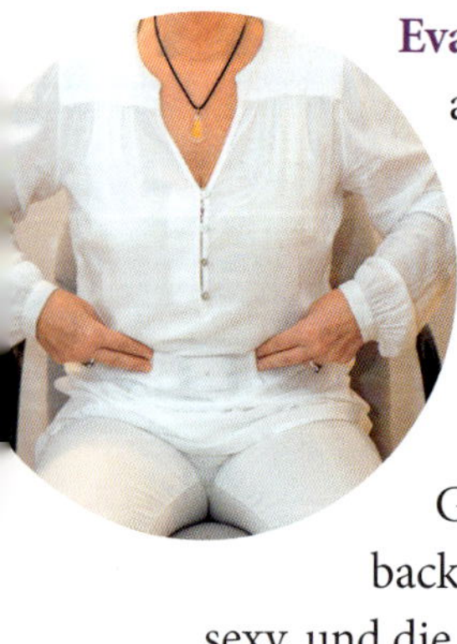

Eva, 31 Jahre, hat das Problem, dass sie permanent an sich zweifelt. »Ich bin nicht gut genug« ist ihr alles durchdringender Glaubenssatz. Egal, ob es darum geht, für den 5-jährigen Sohn eine Geburtstagsfeier auszurichten, dem Ehemann eine attraktive Geliebte zu sein oder in ihrem Beruf vorwärtszukommen – immer hindert sie der Glaube, andere könnten das besser. Die Nachbarin backt schönere Kuchen, die beste Freundin ist total sexy, und die Kollegen werden bevorzugt, weil sie ja kompetenter sind. Ihrer Erinnerung nach wirkt dieser Glaubenssatz schon, solange sie zurückdenken kann – also seit sie ein Kindergartenkind war. Dadurch wurde sie zum klassischen Opfer, denn alle anderen sind einfach besser – in allem!

Zuerst erkläre ich Eva das Dreieck der Ohnmacht. Dieses Dreieck ist ein Modell aus der Transaktionsanalyse nach Stephen Karpmann. Es besagt, dass es in Konflikten häufig drei Positionen gibt: Opfer, Täter und Retter. Interessanterweise sind die Beteiligten nicht auf eine Rolle festgelegt, wie man vielleicht erwarten würde. Tatsächlich wechseln die Mitspieler binnen Sekundenbruchteilen die Rollen. Opfer werden zu Tätern und Retter zu Opfern. Dieses Modell lässt sich auf viele Situationen im Beruf und im Privatleben übertragen.
Bei Eva ist es so, dass sie durch ihren behindernden Glaubenssatz beruflich so manche Arbeit gar nicht erst beginnt, da sie der Meinung ist, ihre Kollegin könne dies besser. Diese fühlt sich von Eva ausgenutzt und macht sie deshalb bei anderen Kollegen schlecht – die Kollegin wird zur Täterin. Das wiederum holt einen ihr wohlgesonnenen Kollegen auf den Plan, der ihr unter der Hand manche Aufgabe abnimmt und sie außerdem vor den anderen verteidigt – er wird zum Retter. Daraufhin fühlt sich die ausgenutzte Kollegin als Opfer und heult sich bei ihrer Chefin aus. Kommt diese dann zu Eva, um den Konflikt zu thematisieren, wird Eva zur Täterin, indem sie der Chefin erzählt, dass die Kollegin während der Arbeitszeit im Internet surft, um für ihren Urlaub zu recherchieren.
So wird jede Person durch die Handlung der anderen in eine Rolle manövriert, die sich erst auflösen kann, wenn Bewusstsein dahin gelenkt wird, welche Dynamiken wirken, damit diese durchbrochen werden können.
Eva ist fasziniert von dieser Erklärung und erkennt, dass es bei ihr auch in anderen Lebensbereichen genauso abläuft.
Mit dieser Erkenntnis gehen wir über zu der Fragestellung:
»Welche neue Information braucht mein System, um aus diesem Dreieck herauszukommen?«

Das Beenden des Halbsatzes kam Eva ganz spontan über die Lippen.

Alternative Formulierungen für Eva: »… damit ich glauben kann, gut genug zu sein? … damit ich den negativen Glaubenssatz überwinden kann? … auf dass ich mir vertrauen kann? … um an mich selbst zu glauben?«

Eva möchte bei ihrem ersten Satz bleiben. Für sie fühlt sich dieser am kraftvollsten an. Ich frage sie, welche Zahl zwischen 1 und 21 ihr spontan in den Sinn kommt, wenn sie sich diese Frage vor Augen führt. Wie aus der Pistole geschossen kommt ihre Antwort: die 10. Der EIP Nr. 10 steht für »Kraft«. Die dazugehörende Affirmation lautet:

»Ich stehe zu meiner inneren Kraft und gelobe, sie ausschließlich zu meinem Wohle in Verbindung mit dem Wohle aller einzusetzen.«

Die Punkte, die während des Sprechens der Affirmation und der rituellen Sätze gehalten werden, liegen beim EIP Nr. 10 vier Fingerbreit links und rechts vom Nabel (die genaue Darstellung der Halteposition findest du auf S. 79).

Strahlend spricht sie den nächsten Satz nach:

»Ich bin Eva, und ich bitte darum, die energetische Information von ›Kraft‹ in mein Körpersystem einfließen zu lassen.«

»Wenn ›Kraft‹ eine Farbe hätte, welche wäre das?« Diese Frage hört sie mit geschlossenen Augen und antwortet spontan: »Feuerrot.« Ich bin immer wieder erstaunt, wie häufig meine Klienten genau die Farbe wählen, die dem jeweiligen Chakra zugeordnet wird. Rot entspricht dem 1. Chakra, dem Wurzelchakra. Dieses entwickelt sich im neunten Schwangerschaftsmonat und in den ersten sieben Jahren. Die energetischen Oberthemen sind u. a. Urvertrauen, Stabilität, Verwuzeltsein, Durchsetzungskraft, Macht. Nun lasse ich Eva das Feuerrot einatmen, und auch durch die gehaltenen Punkte fließt das Rot in sie herein. Ich leite sie an, in der Vorstellung zu erleben, wie die Farbe und somit auch die Information von »Kraft« von Zelle zu Zelle fließt. Sie hat eine sehr lebhafte Vorstellungskraft und schildert mir, was sie innerlich alles erlebt. Es ist ein kleiner Comic, der da in ihr abläuft, denn die Zellen werden zu Smileys und lachen sie an. Sie hüpfen, springen, tanzen und jubilieren. Offensichtlich hat ihr Innenleben gerade sehr viel Freude. Dies ist wunderbar, da so tief empfundene Gefühle bewirken, dass ein Hormoncocktail ausgeschüttet wird, der das Glückshormon Serotonin enthält und dafür sorgt, dass Eva noch eine ganze Weile bester Stimmung sein wird.
Wir fahren mit den weiteren rituellen Sätzen fort.

»Ich danke der universellen Liebe, der göttlichen Quelle, für die Integration von Kraft und bitte darum, die Energie und Information von ›Ich kann das nicht‹, ›Andere sind besser‹, Kraftlosigkeit, Hilflosigkeit und Schwäche aus meinem kompletten Sein zu lösen.«

Innerlich kommen ihr Bilder aus der Grundschule. Aus Angst, sich zu blamieren, meldete sie sich meist nicht, obwohl sie oft genug die richtige Antwort wusste. Sie wollte nicht auf das Gymnasium, wieder aus Angst, zu versagen. Weitere Bilder aus der Jugendzeit treiben ihr Tränen in die Augen. Der angehimmelte Junge weiß bis heute nicht, was er versäumte, und der Urlaub mit Freunden auf Mallorca fand nie statt, weil sie sich als nicht gut genug dafür empfand. Die Farbe für alle diese Versagenserinnerungen ist Ocker. Das Herausfließenlassen dieser Farbe aus den Zellen gelingt ihr wieder sehr gut.

Der letzte Satz kommt ihr sehr dankbar über die Lippen:

»Löse die soeben aufgezählten behindernden Informationen aus allen Inkarnationen und aus meiner Ahnenreihe bis zum Ursprung der Zeit. So sei es! Danke.«

Ich erkläre Eva, dass sie diesen Prozess am besten morgens nach dem Aufwachen und abends kurz vor dem Einschlafen durchlaufen soll. Wie immer 21 Tage lang, damit wirklich die meisten ihrer Billionen Zellen neu informiert werden. Schon nach einer Woche meldet sie sich telefonisch, um mir mitzuteilen, dass sie sich in der Firma erstmals für ein Projekt gemeldet hätte, das sie in Eigenregie managen kann. Nach einer weiteren Woche kommt eine neuerliche Nachricht, die mich schmunzeln lässt: »Ich habe den besten Sex meines Lebens mit meinem Mann erlebt.« Als Eva etwa ein Jahr später wegen einer anderen Thematik zu mir kommt, erwähnt sie ganz nebenbei, dass das Thema »Nicht gut genug sein« sie kaum noch einholt.

Rückmeldungen zur Methode

Von Ausbildungsteilnehmern

»Die 21 energetischen Heilpunkte von Sylvia wirken. Und zwar auf viele Weisen. Nicht nur auf geistiger und emotionaler Ebene können sie Blockaden lösen und heilsame Informationen integrieren. Auch auf körperlicher Ebene wirken sie genau in diesem Moment. Daher sind sie für mich ein fester Bestandteil meiner Aufstellungsarbeit – sowohl währenddessen als auch in der Nachbereitung für meine Klientinnen und Klienten. Danke für diesen einmaligen Mehrwert für mehr Licht und Heilung auf allen Ebenen unseres Seins.«
James, Life-Coach

»Einige Tage sind vergangen, seit ich das EIP-Seminar als eine der Ersten miterleben durfte. Dafür bin ich sehr dankbar. Gleich vier Tage später durfte ich die Punkte bei zwei Mädchen (14 und 16 Jahre) anwenden. Und auch gestern bei einer Bekannten von mir. Alle haben super mitgemacht, und die Punkte durften sich auch in körperlicher Form z. B. als Wärme oder Kribbeln bemerkbar machen. Das eine Mädchen sagte mir, dass sie das Gefühl hätte, dass sich etwas gelöst hätte. Wir haben mit einer Angst gearbeitet. Ich bin sehr froh, dass ich nun über ein weiteres Tool verfüge, das meine Coachings bereichert. Genauso hab ich es mir vorgestellt, und das wollte ich dir unbedingt mitteilen. Danke dir und der Geistigen Welt

für diesen Mehrwert, für die neue, aufregende und spannende Zeit!«
Christine, Spiritueller Mental-Coach

»Vielen Dank für den superschönen Tag bei dir und das vertiefende Erlernen der EIPs! Ich bin schon länger ein überzeugter Fan der Anwendung und habe durch den Tag noch einmal mehr Sicherheit für mich gefunden. Sie werden sicherlich zu meinem Lieblingstool in meiner zukünftigen Arbeit werden! Und auch in der Selbstanwendung werden sie bestimmt noch häufig ihren Einsatz finden.«
Stefanie, Spiritueller Mental-Coach

»Vielen Dank nochmals für den tollen Tag, von dem ich sehr viel mitgenommen habe. Durch Recherche im Internet bin ich zu dir gekommen – deine Homepage bzw. deine Worte haben mich sofort sehr angesprochen und berührt. Dann habe ich von dem Seminar ›Zellen neu programmieren mit den EIPs‹ gelesen und mich – ohne lange zu überlegen – angemeldet. Schon bei unserem ersten Telefonat hattest du mein vollstes Vertrauen. Als ich dann zum Seminar aus Österreich angereist bin und dich das erste Mal sah, wusste ich: Hier bin ich richtig! Ich habe mich sehr willkommen und am richtigen Platz gefühlt. Beim Seminar haben wir dann noch eine Herzarbeit gemacht – alleine diese wäre die Reise schon wert gewesen. Doch ausgestattet mit einem toll aufbereiteten Skript bin ich wieder nach Österreich zurückgereist und arbeite jetzt fleißig daran, meine Zellen neu zu programmieren.
Vielen Dank, liebe Sylvia, für dein wunderbares Wirken!«
Christa

»Für das Wochenende mit den energetischen Informationspunkten möchte ich mich noch mal ganz herzlich bei dir bedanken. Habe eine sagenhafte Leichtigkeit und Freude verspürt, die auch immer noch anhält und … das Termine-Machen ist ganz einfach geworden, gar kein Druck mehr da. Danke, danke und alles Liebe!«
Renate

»Deine ›Energetischen Informationspunkte‹ (EIPs) sind richtig toll! Ich habe sie schon mehrfach genutzt, und es haben sich zweimal direkt körperliche Blockaden gelöst. Bei einer Klientin ist der Druck in der Brust verschwunden, und sie konnte wieder tief durchatmen. Eine andere Klientin hat einen Hautausschlag, der wohl furchtbar juckt, und schon direkt nach der Arbeit mit den EIPs war der Juckreiz weg. Ein paar Tage später habe ich sie getroffen, und sie meinte, der Ausschlag bessert sich. Ich bin begeistert!«
Verena, Spiritueller Mental-Coach

»Auch als ausgebildeter Coach lernt man nie aus, diese Erfahrung durfte ich auch bei Sylvia machen. Sylvia ist einer der fokussiertesten und kraftvollsten Coaches, die ich jemals getroffen habe. Ihr Konzept der EIPs ist sehr lehrreich und wirkungsvoll – ein Tool, das man sowohl privat, für sich selbst, als auch bei der Arbeit mit anderen Menschen einsetzen kann. Sylvia hat mich auf tiefster Ebene bewegt. Schon von erster Minute an war das Vertrauen da, und ich konnte loslassen und mich dem Flow hingeben. Wer sich wirklich weiterentwickeln und lieben lernen will, wer sich selbst besser verstehen will, dem kann ich Sylvias Kurse nur empfehlen.«
Nadja, Coach

Von Klienten

»Ich habe den Energetischen Informationspunkt Nr. 12 das erste Mal im Mai 2014 kennengelernt und war begeistert, wie er zu meiner Thematik ›Schwere loslassen‹ gepasst hat. Die Fingerpositionen sind einfach anzuwenden, und der Text ist sehr stimmig für mich. Da es mein Ziel war, wieder Leichtigkeit in mein Leben zu bringen, habe ich ihn regelmäßig genutzt und mich so auch prima für den Tag ausgerichtet. Manchmal habe ich ihn auch körperlich intensiv wahrgenommen. Mein Atem ist dann besonders tief und loslassend geworden bzw. ging ein leichtes Schwanken durch meinen Körper. Ich habe dies als sehr befreiend empfunden. Hin und wieder hat sich mein Ego morgens geweigert, den Punkt zu benutzen, dann habe ich ihn einfach etwas später am Tag genutzt. So durfte auch Leichtigkeit in meine Abläufe kommen.
Jetzt, im März 2015, begegnet mir der Punkt erneut, und ich stelle fest, wie viel leichter mein Empfinden in allen Lebensbereichen bereits geworden ist. Ich freue mich dieses Mal richtig, mit ihm zu arbeiten, und grinse schon, wenn ich den Text auf meiner Kommode liegen sehe.
Vielen Dank, liebe Sylvia, dass diese Punkte durch dich weitergegeben werden.«
Kathrin

»Ich möchte nur eine kurze Rückmeldung über den Energetischen Informationspunkt Nr. 17 geben. Ich fühle mich mehr in mir, selbstbewusster, mittiger, geborgen in mir.
Danke!«
Manfred

»Meine EIPs brauche ich in meinem Leben wie die Luft zum Atmen. Wenn ich morgens aufwache und merke, oh, da ist was im Busch, macht es in meinem Köpfchen pling – und ich sage zu mir: ›Geht sofort los …‹
Danach starte ich voller Freude in den Tag, tja, das nennt sich Lebensfreude!«
Gundula

»Der EIP Nr. 19 ›Überfluss/Fülle‹ mit der Affirmation ›Ich tue, was ich liebe, und wähle ein Leben in Fülle und Überfluss‹ war der, den mein Unterbewusstsein gezogen hat, als ich bei dir war. Ich tue ja wirklich, was ich liebe, jedoch war da immer der Gedanke, dass ich enorm viel für den monetären Erfolg buckeln muss. Nachdem ich einige Zeit mit der Nr. 19 gearbeitet hatte, schlich sich ganz subtil ein anderes Denken bei mir ein. Plötzlich kamen mehr Privatpatienten und Selbstzahler in die Praxis, ohne dass ich selbst grundlegend etwas dafür getan hätte. Mir wurde auch immer bewusster, wie sehr ich schon in der Fülle lebe und in wie vielen Bereichen ich sogar Überfluss empfinden kann. Insofern beruhigten sich die sorgenvollen Gedanken, und mein Alltag wurde entspannter und lockerer. Das Universum versorgt mich, und ich bin eingebettet in den Fluss des Lebens – dieser Gedanke trägt mich seitdem. Auch hatte ich kleinere Geldgewinne, und eine Versicherung zahlte mir überraschend Geld aus. Vielen lieben Dank!«
Kai, Physiotherapeut, Spiritueller Mental-Coach

»Bei unserem Familienstelltag im September hast du mir den EIP Nr. 7 empfohlen. Ich nutze ihn seitdem jeden Abend zum Einschlafen. Er hilft mir wunderbar, loszulassen, mich dem

Fluss des Lebens anzuvertrauen und aus dem Handeln-Müssen und Verantwortung-Tragen in das Vertrauen zu gehen, dass alles einen Sinn hat und sich finden wird. So kann ich gut aus dem Gedankenkarussell des Tages aussteigen und Frieden finden. Lieben Dank für diesen Tipp!«
Saskia

»Deine EIPs sind wirklich sehr hilfreich. Begonnen habe ich mit ›Selbstbewusstsein‹. Seitdem merke ich, dass gewisse Themen, die mich zuvor ständig begleiteten, fast vollständig verschwunden sind. Außerdem ist es mir an meiner Arbeitsstelle gelungen, meinen Platz einzunehmen. Dafür musste ich durch etliche Konflikte hindurch – auch mit dem Chef –, doch es hat sich gelohnt! Jetzt werde ich respektiert. Das hätte ich mich früher niemals getraut.
Es stehen noch weitere Themen an, doch das Schöne ist, dass die Auswahl an EIPs so groß ist und man auswählen kann, was man gerade braucht.
Vielen Dank dafür, liebe Sylvia!«
Christa

Zum Abschluss

Ich freue mich darüber, wenn du die Inhalte dieses Buches für dich und andere erfolgreich umsetzt. Wenn ich reflektiere, wie es zu den Energetischen Informationspunkten kam, was ich für diese wertvollen Informationen auf mich nehmen musste und was mir dafür zuteil wurde, wird mir bewusst, dass ein gewisser Auftrag dahintersteht. Für mich sind die EIPs mehr als ein Coaching-Werkzeug, mehr als ein weiteres Tool in meinem Methodenkoffer. Sie sind ein Geschenk des Himmels – ein effektives und einfach anzuwendendes Instrument ohne jegliche negativen Nebenwirkungen.
Mir ist vollkommen bewusst, dass ich dir eine Methode an die Hand gebe, von der viele behaupten werden, dass so etwas Einfaches unmöglich wirken kann. Täglich einige Minuten lang zwei Punkte halten und einige belanglose Sätze sprechen soll Zustände verändern, die teilweise über Jahre dein Leben beeinträchtigt haben? Aber gerade deshalb möchte ich dich auffordern, es einfach auszuprobieren. Sei offen für Wunder! Ich habe solche über die Jahre hinweg bei meinen Klienten und Seminarteilnehmern erleben dürfen. Erlaube dir, ähnliche Erfahrungen zu machen!

Punkte halten und Sätze sprechen sind keine Medikamente, keine Tabletten, keine Tropfen. Es ist Energiearbeit, die im Feld der Möglichkeiten Realität erschafft. Doch diese kann sich nur manifestieren, wenn du die EIPs regelmäßig anwendest.
Ich wünsche mir, dass ganz viele Menschen ihre Zellen mit aufbauenden und aufrichtenden neuen Informationen pro-

grammieren. Denn wenn wir uns diesbezüglich etwas Gutes tun, geht es auch unserem unmittelbaren Umfeld besser. Dieses erlebt uns dann gelassener, mutiger, aufrichtiger, selbstsicherer, liebevoller, geduldiger und vieles mehr. Da unsere Umwelt direkt auf uns reagiert, ist die Chance weit größer, ein entsprechendes positives Feedback zu erhalten.

Wir alle können die Welt verändern. Vielleicht fragst du dich, wie. Die Antwort ist ganz einfach: Indem wir unsere eigene Welt verändern. Nun spreche ich nicht von der Welt da draußen, sondern von unserer inneren Welt in unserem Kopf. Von der Gefühlswelt in unserem Bauch und in unserem Herzen. Die Veränderung beginnt immer bei uns selbst. Wir können zum Frieden in der Welt nur dann beitragen, wenn wir bereit sind, die ersten Schritte in uns selbst zu gehen. Beginnen wir also, uns unseres Lebens zu freuen, uns selbst zu lieben, uns anzuerkennen, zu loben und nachsichtig mit uns zu sein. Für all dies sind die Energetischen Informationspunkte ein wunderbares Hilfsmittel.

Danksagung

Meinen aufrichtigen Dank möchte ich meinen zahlreichen Klienten, Ausbildungs- und Seminarteilnehmern aussprechen, die über viele Jahre hinweg ihre Probleme, Erlebnisse und Erfahrungen mit mir teilen. Ich durfte und darf sehr viel von ihnen lernen und erlange dadurch ein immer tieferes Verständnis für die Zusammenhänge der Dinge.
Insbesondere bin ich Sabine und Petra dankbar, die mir erlaubten, ihre Erlebnisse auf Bali hier namentlich zu schildern. Das damalige »Hand-anlegen-Dürfen« hatte besonderen Einfluss auf meine eigene Heilung und das Vertrauen in mich selbst.
André Schösser danke ich für seine Fähigkeit, mich fotografisch immer wieder ins rechte Licht zu rücken und so zu erheitern, dass es mir authentisch und unverkrampft ein Lächeln oder Lachen ins Gesicht zauberte. Gern möchte ich ihn an dieser Stelle als Fotografen weiterempfehlen, da er sein Metier nicht nur fachlich hervorragend beherrscht, sondern vor allem menschlich (Adresse siehe S. 176).
Ebenso gilt mein Dank meiner Lektorin Elke Truckses, die immer wieder hilfreiche Formulierungen findet, wenn ich mich in einer Ausdrucksweise festfahre oder nicht die richtigen Worte für ein Erleben finde.
Heidi und Markus Schirner danke ich, da sie mir mit der Herausgabe meines vierten Buches wiederum ihr Vertrauen in meine Fähigkeiten als Sachbuchautorin schenken.

Über die Autorin

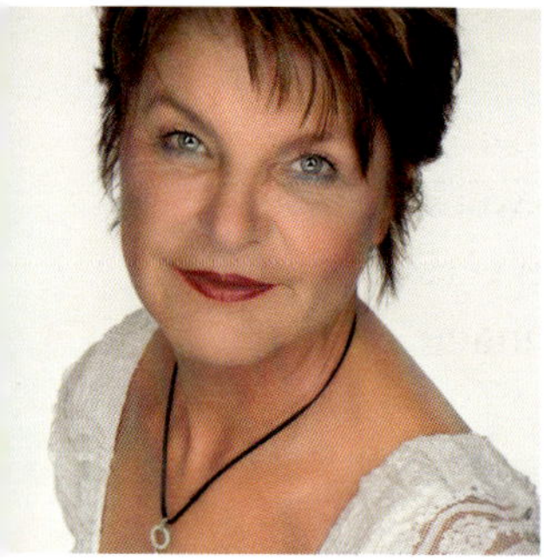

Sylvia Bieber ist seit 1994 als Coach in freier Praxis tätig. In verschiedensten Institutionen und Privatakademien lernte sie das Handwerk der Dipl.-Mentaltrainerin, Psychologischen Beraterin, Energie-Therapeutin (nach Dr. Banis), Hypnosetherapeutin, Innenweltarbeiterin und des Coachs. Seit 1990 gibt sie BewusstSEINs-Entwicklungs-Seminare im In- und Ausland und bildet seit 1994 Trainer, Innenweltarbeiter und Coachs aus. Von 2000 bis 2016 war sie Mitinhaberin des Ausbildungsinstituts »Seelmann & Bieber Trainigs«. Seit 2017 firmiert sie unter »Sylvia Bieber Coaching & Seminare« in Goldbach (Bayern).

www.sylvia-bieber.de

Kontakt:
Email: info@sylvia-bieber.de
Tel.: +49 (0)6021 921 638
www.facebook.com/sylvia.bieber.coaching/
www.instagram.com/sylvia.bieber.coaching/

Adresse:
Sylvia Bieber Coaching & Seminare
Amselweg 11
63773 Goldbach

Coachings, Seminare, Ausbildungen und weitere Veröffentlichungen der Autorin

Ein Buch zu lesen und umzusetzen, ist ein Weg, Probleme zu bewältigen. Ein anderer ist es, sich über das Gelesene hinaus tiefergehend helfen zu lassen. Deshalb bietet die Autorin erfolgreich Coachings, Seminare und Ausbildungen – auch im Ausland – an.

Speziell die Praxis der Energetischen Informationspunkte schult die Autorin mehrmals jährlich in einem Tagesseminar unter dem Titel »Der Schnelle-Hilfe-Workshop«.

Das sind die Inhalte des »Schnelle-Hilfe-Workshops«:

» Theoretische Hintergründe (wie kam es zu den Punkten?)

» Vermittlung der 21 Energetischen Informationspunkte (EIPs)

» Die dazugehörenden Affirmationen und Lösungssätze

» Senkrechter Atem – Meditation

» Herzensraum etablieren – Meditation

» Herzöffnungs- und Herzintegrationsübungen

» Anwendung der EIPs in verschiedenen Settings (z. B. für sich selbst, während einer Coachingsitzung, während des Familienstellens, als Notfallmaßnahme etc.)

Bücher

Reisen ins Land der Seele – Geführte Meditationen zur Entspannung, Klärung, Zielsetzung
ISBN 978-3-8434-1407-4

Reisen an innere Quellen der Heilung – Mit Meditationen das Herz öffnen, Frieden finden und Wünsche wahr werden lassen
ISBN 978-3-8434-1418-0

Das Versteck der Weisheit – Sinnreiche Geschichten für mehr Achtsamkeit, Selbstliebe, Gelassenheit und Klarheit
ISBN 978-3-8434-1446-3

CDs

Verstrickungen lösen – Eine Reise in die emotionale Freiheit
ISBN 978-3-9811-0331-1

In der Ruhe liegt die Kraft – Fantasiereisen zum Entspannen, Ruhefinden und Krafttanken
ISBN 978-3-9811-0332-8

Nimm Dein Glück selbst in die Hand – Fantasiereisen zu Deiner Schöpferkraft und zu Deiner Einzigartigkeit
ISBN 978-3-9811-0334-2

Musikalische Traumpfade – Sanfte Musik zum Entspannen, Loslassen und Krafttanken
ISBN 978-3-9811-0333-5

Kartensets

Power für den Alltag – Das Chakra-Kartenset
ISBN 978-3-9811-0330-4

Danke
für deine REZENSION

– Gemeinsam sind wir mehr –

Liebe Leserin, lieber Leser,
von Herzen danken wir dir, dass du dieses Buch in den Händen hältst und es bis zum Ende gelesen hast. Das bedeutet uns, dem Schirner Verlag und seinen Autoren, sehr viel. Aus voller Überzeugung und mit Hingabe widmen wir uns seit vielen Jahren Themen, die unser aller Lebensqualität und Bewusstwerdung dienlich sind, und hoffen, einen Beitrag für eine lichtvollere Welt leisten zu können. Wenn dir unsere Arbeit gefällt, möchten wir dich bitten, dir einige Minuten Zeit zu nehmen, um dieses Buch zu rezensieren. Warum? Die meisten Menschen lesen Rezensionen, bevor sie ein Buch kaufen, da sie hierdurch einen Eindruck bekommen, ob und wie der Inhalt des Buches den Leser erreicht hat. Eine kurze Rezension ist dabei ebenso hilfreich wie eine lange, sehr ausführliche. Um es auf den Punkt zu bringen:

Eine Rezension ist heutzutage die beste Werbung für ein Autorenwerk!

Wenn du den Schirner Verlag und seine Autoren neben dem Buchkauf auch anderweitig unterstützen willst, dann bitten wir dich: Schreibe für jedes Werk eine Rezension – vielleicht als persönliche Leseempfehlung für die Buchhandlung in deiner Nähe oder online, z. B. beim Schirner Verlag. Das wäre nicht nur eine Wertschätzung für die Autoren, sondern kann dazu beitragen, dass die Verkaufszahlen steigen und der Schirner Verlag auch in herausfordernden Zeiten Bestand hat.

WIE SCHREIBT MAN EINE REZENSION?

Grundsätzlich sollte eine Rezension aus der eigenen, subjektiven Sicht geschrieben werden, da es sich um eine persönliche Meinung handelt. Du kannst in zwei Sätzen deine Gedanken zu dem Buch äußern oder eine längere Rezension verfassen. Falls du nicht weißt, wie du beginnen sollst, hier ein paar Anregungen:

- War das Buch leicht verständlich geschrieben? Wie hat dir die Sprache gefallen? Wie empfandest du die Aufteilung der verschiedenen Themen?
- War es unterhaltsam? War es deiner Meinung nach mit Herzblut und Liebe geschrieben? Wie hat es auf dich gewirkt?
- Hat es dein Herz berührt? Konntest du dich wiederfinden?
- War es tief greifend genug? Hast du viel Neues gelernt?
- Hat es gehalten, was der Titel und die Buchbeschreibung versprochen haben? Hat es deine Erwartungen erfüllt?
- Was macht das Buch besonders? Warum sticht es heraus im Vergleich zu anderen Büchern, die ein ähnliches Thema behandeln?
- Würdest du das Buch weiterempfehlen oder verschenken?

Dankeschön

lesen, fliegen, landen
Schirner Verlag

Bildnachweis

Bilder von der Bilddatenbank www.shutterstock.com
S. 9 #570211363 (© WATHIT H), S. 18 #262525919 (© flocu), S. 25 #749136616 (© Peshkova)

S. 12 © Sylvia Bieber

Alle anderen Fotos:
André Schösser, Breslauer Str. 11, 64823 Groß-Umstadt
info@andreschoesser.com | www.andreschoesser.com